Vertus, secrets et bienfaits du bicarbonate

Mise en page : Yamina Sadki

Crédit photos : PhotoObjects.net, Goodshoot, Pixland, Polka Dot Images, BananaStock, Jupiterimages, Viktor/Fotolia.

Dépôt légal 1er trimestre 2009
ISBN 978-2-35035-206-0

Imprimé par Corlet, S.A.
N° 126544

Edité par ANAGRAMME éditions
30 rue de Lappe
F-75011 Paris
33 (1) 82 09 15 16
info@anagramme-editions.fr

www.anagramme-editions.fr

Béatrice MONTEVI

Vertus, secrets et bienfaits du bicarbonate

ANAGRAMME
éditions

Sommaire

Introduction

On a peut-être vaguement entendu parler d'un vieux remède de grand-mère confectionné avec du bicarbonate ou de cette technique pour blanchir les dents à base de cette fine poudre blanche. Il reste que c'est dans les recettes de cuisine que l'usage du bicarbonate est le plus connu, en tout cas en France. Or, cette substance sert à tant d'autres usages et demeure encore trop méconnue du grand public. Le bicarbonate de soude peut, sans exagérer, remplacer la plupart des produits vendus au rayon ménage du supermarché ! En plus, il a sur eux un avantage indéniable : il est biodégradable et inoffensif pour la santé !

Saviez-vous que les foyers français dépensent plus de 220 euros par an en produits ménagers : produits pour laver le linge (lessive, adoucissant, détartrant...), pour la vaisselle, pour nettoyer les vitres et les toilettes, les sprays multiusages, les bombes désodorisantes, etc. Il suffit d'ouvrir vos placards ou de jeter un œil sur le rayon ménage pour trouver tout un choix de produits qui servent à nettoyer et à désinfecter tout et n'importe quoi ! Devant tant de possibilités, il est rare que l'on se donne la peine de regarder avec attention ce que l'on achète et de lire les étiquettes... Souvent, notre premier critère d'achat est le prix. La composition du produit ou les écolabels passent après ! Pourtant, ces produits sont composés de substances chimiques et, la plupart du temps, nous ignorons les conséquences à court et à long terme que leur usage peut entraîner sur notre santé ou sur l'environnement. En effet, de récentes études nous alertent aujourd'hui sur les composés chimiques contenus dans ces produits ménagers. On sait que ce sont des sources importantes de pollution de l'air intérieur des maisons, et bien sûr elles finissent dans les eaux usées, contaminant les cours d'eau et les écosystèmes aquatiques...

Ce livre est un guide qui, non seulement, vous rappellent les dangers de nos produits ménagers et surtout veut vous découvrir les avantages de cet ancien produit et vous donner toutes les raisons pour avoir désormais le réflexe bicarbonate ! Avec des astuces pour l'employer en toutes occasions et apprendre à remplacer les détergents classiques pour un meilleur bien-être.

Ce livre est aussi un manuel du fait-maison, puisque vous y apprendrez comment fabriquer votre propre dentifrice ou un décapant pour le four, mais aussi un fongicide écologique pour le jardin, et comment soigner les plaies, donner un bon bain au chien et nettoyer les affaires de bébé sans danger pour sa santé ! L'usage du bicarbonate n'aura plus de secret pour vous !

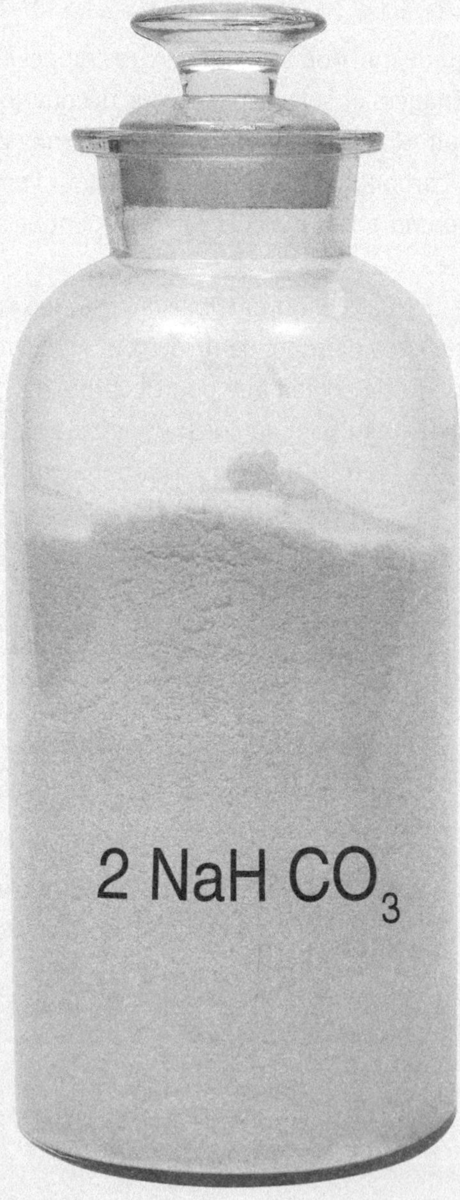
2 NaH CO_3

Le bicarbonate et ses vertus

Le bicarbonate était autrefois un produit très populaire, et ce, surtout en cuisine pour préparer de délicieux gâteaux, des cookies ou encore pour laver les légumes. D'ailleurs, dans les pays anglophones, il est toujours très utilisé. Les Canadiens, par exemple, consomment environ 5 000 tonnes de bicarbonate chaque année ! Même si, en France, on n'en est pas encore là, tout le monde a déjà vu ou entendu parler du bicarbonate ou au moins en a aperçu un petit paquet dans la salle de bain de sa grand-mère. Peut-être même avez-vous déjà essayé de blanchir vos dents en saupoudrant votre brosse à dents de cette poudre cristalline ? Ce n'est donc pas un total inconnu pour vous ! Cependant, le bicarbonate est encore peu et mal exploité. On le trouve uniquement dans certaines grandes surfaces, et souvent mal empaqueté, si bien que le bicarbonate finit au fond du sac avant même d'être arrivé chez vous... Alors, partons à la découverte de cette panacée...

Qu'est-ce que le bicarbonate ?

Le nom « bicarbonate de soude » ou « bicarbonate » est la version parlée courante du nom scientifique « bicarbonate de sodium » ou « hydrogénocarbonate de sodium ». Le bicarbonate est un dérivé du natron (carbonate de sodium), un minéral issu des lacs salés, riches en sodium, et qui se trouve principalement aux Etats-Unis et en Afrique.
Il est très important de distinguer le bicarbonate de soude du carbonate de sodium. Même si le premier est un dérivé du deuxième, ce sont deux substances bien différentes et qui ont chacune des propriétés particulières. Il ne faut donc pas confondre les deux ! Le bicarbonate de soude est versatile, et utilisé dans l'alimentation humaine et animale, dans l'entretien de la maison, l'hygiène personnelle et pour le jardinage.

Le carbonate de soude, appelé aussi « cristaux de soude », est quant à lui employé principalement dans l'industrie du verre, de la chimie et pour fabriquer les détergents. Il est aussi très utile pour l'entretien de la maison, mais ne doit jamais être utilisé dans les recettes de cuisine ou en soins corporels.

Seulement 30 % de la production actuelle de bicarbonate provient du natron. Le reste est obtenu par un procédé synthétique, appelé « le procédé Solvay ». Ce procédé, qui est à l'origine du bicarbonate le plus répandu aujourd'hui, a été mis au point en 1861 par l'ingénieur chimique belge Ernest Solvay. Ce dernier a réussi à recréer du carbonate de sodium à partir du sel de table (chlorure de sodium) et de la craie, une pierre calcaire. C'est à partir de ce produit qu'il a fabriqué du bicarbonate de soude. Il existe donc deux formes de bicarbonate soit à partir du carbonate de sodium naturel (natron des lacs salés), soit à partir du carbonate de sodium synthétique (sel de table - craie - pierre calcaire). Dans les deux cas, la transformation a lieu grâce à un procédé chimique appelé la « carbonatation » et nécessite l'adjonction d'eau. La formule chimique de cette transformation est :

Na_2CO_3 (carbonate de sodium) + H_2O (eau) + CO_2 (dioxyde de carbone)
2 $NaHCO_3$ (bicarbonate de sodium)

Carte d'identité du bicarbonate :

- **Formule chimique :** $NaHCO_3$
- **Fabrication :** dérivé du carbonate de soude, il est issu de la carbonatation
- **Présentation :** poudre blanche très fine
- **pH :** environ 8,4 ; il est basique
- **Soluble dans l'eau**
- **Point d'ébullition :** 60 °C

  À cette température, le bicarbonate se décompose en carbonate de sodium, eau et dioxyde de carbone :

$$2\ NaHCO_3 \Rightarrow Na_2CO_3 + H_2O + CO_2$$

- **A quoi ça sert :** I a mille utilités, agissant comme produit d'entretien, jardinage ou même cosmétique (à découvrir !)
- **Quantité nécessaire pour un usage quotidien** : environ 250 g par mois par foyer
- **Son prix :** de 2 à 5 euros le paquet de 500 g.

Un peu d'histoire...

Les premières traces du bicarbonate remontent à l'Antiquité. En effet, les fouilles archéologiques ont montré que les Egyptiens n'ignoraient pas les bienfaits de cette substance et elle était même un ingrédient indispensable dans leur vie de tous les jours. Ils utilisaient en effet le natron comme un produit d'hygiène de base : il s'en servait comme savon pour se laver le corps et également pour blanchir le linge. Le natron était aussi employé pour préparer le cuir et conserver les viandes. Son usage était très essentiel dans la culture et les traditions de ce pays puisqu'il était un des principaux éléments de la momification ! Il servait à déshydrater les corps de façon à les conserver pour plus longtemps.

Par la suite, on perd sa trace et c'est en Europe à la fin du XVIIIe qu'on le retrouve. En effet, le Belge Ernest Solvay est incontestablement celui qui a rendu populaire l'usage du bicarbonate. Néanmoins, on ne lui doit pas l'invention de sa synthèse. La forme synthétique du carbonate de sodium a été développée pour la première fois en 1791, à l'occasion d'un concours organisé par l'Académie française des Sciences. Le chimiste français Nicolas Leblanc a élaboré, pour cet événement, une méthode pour synthétiser le carbonate de sodium : il a traité le sel de table à l'acide sulfurique pour obtenir du sulfate de soude qu'il a ensuite mélangé à du charbon et à du calcaire pour obtenir du carbonate de sodium. Ce produit s'est rapidement répandu et particulièrement en pharmaceutique pour les troubles de l'estomac et la désinfection des plaies. A cette époque-là, le carbonate de soude est aussi en vogue au-delà de l'Europe. En effet, en Amérique, on multiplie les expériences chimiques à partir de ce composé. Les Américains ont d'ailleurs été les premiers à le commercialiser à échelle industrielle, et cela, dès 1846, quand deux New-Yorkais ont découvert le natron.

L'utilisation du carbonate de sodium est aujourd'hui encore très répandue et sa fabrication est essentielle pour les industries chimiques et en particulier les industries du verre. Celles-ci l'utilisent dans la production des phosphates sodiques, éléments présents dans la composition de nombreux produits d'entretien. Ce n'est pas tout, il est aussi largement employé dans l'industrie alimentaire humaine et animale, et l'industrie pharmaceutique. Le marché de bicarbonate de soude connait d'ailleurs une croissance continue : en 2006, la production s'élevait à plus de 2,6 millions de tonnes (cf. portail de la recherche et des technologies en région wallonne : http://recherche-technologie.wallonie.be/fr).

Comment expliquer que le bicarbonate de soude reste si peu utilisé dans la plupart des foyers français et qu'il ne soit pas devenu un produit de base comme le savon de Marseille ? Le bicarbonate, utilisé depuis le XVIIIe siècle et largement diffusé à échelle industrielle, est pourtant resté dans l'oubli... Pourquoi ? L'explication est simple : nous l'avons abandonné au profit d'autres produits. En effet, les particuliers sont la cible des détergents colorés et parfumés en tout genre contrairement à l'industrie... On est naturellement plus attirés par un spray rose fluo qui tue toutes les bactéries, par un désinfectant soi-disant super puissant, par la lessive violette aux odeurs de lavande qui enlève même les taches qu'on ne voit pas, etc. Pourtant, très souvent, ces produits s'avèrent chers, nocifs, voire même inefficaces. Pourtant, ils sont bien là, dans nos placards, et on a du mal à s'en passer !

Aujourd'hui, les problèmes environnementaux, les soucis d'économie, le désir de mener une vie plus saine nous obligent à nous tourner vers d'anciens produits, d'anciennes recettes et à redécouvrir le bicarbonate ! Un des principaux avantages de ce produit, c'est son origine naturelle. Il est donc biodégradable et n'est pas nocif pour l'environnement. L'utiliser c'est choisir de respecter la planète et veiller à sa santé. C'est aussi une manière de se simplifier la vie, en optant pour un ingrédient multiusage, bon marché et écologique !

Des noms du bicarbonate à travers le monde :

- Bicarbonate de sodium
- Bicarbonate de soude
- Hydrogénocarbonate de sodium
- *Natrum bicarbonatum*
- Bicarbonate alimentaire, poudre à pâte, poudre à lever (en référence à ses propriétés de cuisson)
- Sel de Vichy (en Belgique)
- La petite vache (au Canada, en référence à la marque qui le commercialise avec une vache comme symbole)
- *Baking soda*, dans les pays anglophones

Les propriétés bienfaisantes du bicarbonate

Si le bicarbonate de soude est un produit polyvalent, c'est grâce à ses nombreuses propriétés physiques et chimiques. Il permet par exemple de neutraliser l'acidité et ainsi de supprimer les mauvaises odeurs. Pour mieux savoir comment et quand utiliser le bicarbonate de soude, nous allons passer en revue quelques-unes de ses propriétés les plus significatives.

Une substance « tampon » :

Une des principales caractéristiques du bicarbonate de soude est sa capacité à stabiliser le pH des solutions acides. Le pH mesure l'acidité ou la basicité d'une solution sur une échelle de 0 à 14. Ainsi, un pH inférieur à 7 indique que la solution est acide, alors qu'une solution dont le pH est supérieur à 7 est basique. Si le pH est égal à 7, la solution est considérée neutre.

Le bicarbonate de soude a un pH d'environ 8,4. Grâce à ce pH basique, il a donc la capacité de neutraliser les milieux acides. C'est pour cette raison, il est appelé substance « tampon ». C'est donc un produit très efficace pour le nettoyage. En effet, la plupart de saletés sont des acides gras, qui proviennent des graisses animales et végétales, des huiles ou des cires. Ainsi, un peu de bicarbonate peut résoudre un problème de corrosion par acidité des canalisations (déchets alimentaires, calcaire...), neutraliser les venins d'insectes et même lutter contre l'acidité de l'estomac (aigreur, brûlure...) !

Un neutralisant d'odeurs :

Le bicarbonate de soude est une substance inodore, pourtant elle est capable de neutraliser les odeurs indésirables. En effet, les mauvaises odeurs que l'on retrouve un peu partout dans la maison (poubelle, évier, réfrigérateur...) sont souvent occasionnées par des substances qui sont soit très acides ou soit très basiques. Grâce à sa qualité de substance « tampon », le bicarbonate de soude a la faculté de changer le pH de ces acides, source de mauvaises odeurs. Il agit ainsi à la racine du problème contrairement aux produits désodorisants qui ne font que masquer avec du parfum de synthèses les mauvaises odeurs du réfrigérateur ou de la poubelle. Ainsi, la situation empire au lieu d'être résolue ! On ajoute une odeur très forte sur une mauvaise odeur ! De plus, une fois l'effet du déodorant passé, l'odeur revient au galop et encore plus insupportable ! Cela vaut également pour les odeurs corporelles (transpiration).

Un agent anticalcaire :

Nous disons que l'eau est « dure » quand elle est riche en magnésium et en calcium. Ces minéraux sont très importants pour notre santé, mais un changement de pH, de température ou une concentration d'oxygène dans l'eau peuvent provoquer la précipitation de ces minéraux en forme de calcaire incrustant. C'est ce qui arrive quand nous utilisons l'eau chaude chez nous. Or, l'accumulation de calcaire entraine la détérioration des canalisations et des équipements tels que les chauffe-eaux et les bouilloires. Saviez-vous que le dépôt de seulement 1 mm de calcaire sur une résistance électrique peut augmenter la consommation d'énergie d'au moins 30 % ?

Le bicarbonate de soude, mélangé à de l'eau, empêche la précipitation des minéraux et, par conséquent, la formation de calcaire incrustant. Pour cette raison,c'est aussi un agent adoucissant (il adoucit la dureté de l'eau). Voilà donc deux problèmes résolus d'un seul coup : la durée de vie des appareils électroménagers et une économie d'énergie !

Un produit nettoyant :

C'est peut-être l'usage le plus pratique du bicarbonate de soude : un nettoyant multifonction. En effet, le bicarbonate de soude est un produit particulièrement efficace, car il est abrasif et doux à la fois. A l'oeil nu on ne le voit pas, mais les cristaux du bicarbonate de soude sont fins et formés en angle, si bien que ses pointes se frottent contre la saleté sans pour autant que ce contact soit agressif. Ses cristaux se dissolvent rapidement dans l'eau et n'abiment pas la surface des objets nettoyés. En outre, comme il est basique (grâce à son pH d'environ 8,4), il réagit au contact des graisses acides et facilite le nettoyage. Le résultat de cette réaction chimique crée une sorte de savon qui s'enlève très facilement et nettoie parfaitement.

Une levure :

Le bicarbonate de soude est aussi très répandu dans les recettes de cuisine. D'ailleurs, dans de nombreux supermarchés, le bicarbonate de soude est rangé à côté du sel de cuisine ou dans le rayon pâtisserie près des farines. C'est le principal composant de la levure chimique. En effet, son effet gonflant est le résultat de la réaction chimique entre une substance acide et une substance basique. Quand nous préparons un gâteau, l'élément acide à l'origine de cette réaction peut être par exemple le lait. En ajoutant du bicarbonate de soude dans la pâte, une réaction chimique se produit, libérant du dioxyde de carbone sous forme gazeuse. C'est grâce à ce gaz que la pâte gonfle et devient légère. Le gaz sort naturellement de la pâte, après avoir interagi avec le gluten qui est la protéine élastique de la farine et responsable du caractère moelleux des pâtes. Si aucun élément acide n'est présent dans la pâte, la libération du gaz se fait quand même, en quantité réduite, à condition que le bicarbonate de soude soit exposé à une température supérieure à 70 degrés.

Résumé

Propriétés et emploi du bicarbonate

- produit ménager et désodorisant multifonction
- pour blanchir les dents
- en cure après un repas trop gourmand pour faciliter la digestion
- pour avoir de jolis pieds
- comme fongicide contre les maladies des plantes du jardin
- en cuisine
- pour lessiver les tapisseries

Pourquoi ? C'est :

- un produit « tampon », qui équilibre le pH des solutions
- un neutralisateur d'odeurs
- un anticalcaire
- un abrasif, mais non corrosif
- un agent levant.

La production du bicarbonate

De la « petite vache » au dieu Vulcain :

Deux Américains sont à l'origine du développement industriel de la production et de la commercialisation du bicarbonate. L'un d'entre eux était médecin, le Docteur Austin Church, et, comme tout médecin au XIXe siècle qui se respecte, il était aussi chimiste. En faisant des expériences dans son petit laboratoire installé dans sa cuisine, il a fini par découvrir une méthode pour raffiner le natron (carbonate de sodium), à l'origine au bicarbonate de soude.

Afin de commercialiser sa découverte, le docteur Church s'est associé à son beau-frère, John Dwight. A New York, ils ont commencé à le vendre dans de petits sacs en papier qu'ils remplissaient eux-mêmes. Une année plus tard, en 1847, leur aventure marche si bien qu'ils finissent par créer la compagnie *Church & Dwight*. Le Docteur Church est responsable de la production et John Dwight de la commercialisation du produit. Ils adoptent alors la marque *Cow Brand*. Le mot *cow* en anglais veut dire « vache », ce qui symbolisait bien les fonctions de ce nouveau produit. En effet, à l'époque le bicarbonate de soude était surtout utilisé dans les recettes de pâtisserie, associé à du lait aigre. Ce lait par son acidité favorise l'interaction chimique avec le bicarbonate de soude pour gonfler les pâtes. Aujourd'hui, au Canada, le bicarbonate de soude est toujours nommé « petite vache », comme la vache imprimée sur l'emballage.

Après vingt ans d'existence, le docteur Church décide de dissoudre la compagnie pour créer avec ses descendants une nouvelle compagnie : la *Church & Company*. Ils choisissent alors une autre marque pour la commercialisation du bicarbonate de soude. Cette nouvelle marque se nomme *Arm & Hammer* (bras et marteau) et a pour symbole le bras du dieu Vulcain tenant un marteau. Dans la mythologie romaine, Vulcain est le dieu des forgerons et confectionne les armes de tous les dieux. De son côté, son associé Dwight monte la compagnie *Dwight & Company*.

En 1896, les héritiers des deux précurseurs de l'industrie du bicarbonate de soude décident finalement de se remettre ensemble : les deux compagnies fusionnent en une seule. Comme au début, cette compagnie se nomme *Church & Dwight, Co.*, inc. Ils gardent cependant la marque *Arm & Hammer*, puisque l'usage du bicarbonate de soude s'était élargi entre temps et ne servait plus uniquement à la pâtisserie. De nos jours, cette compagnie demeure l'un des plus grands producteurs de bicarbonate de soude au monde.

Le bicarbonate à l'européenne : le procédé Solvay

L'autre grand producteur de bicarbonate de soude est la compagnie *Solvay* qui porte le nom du Belge Ernest Solvay.Comme nous l'avons vu précédemment, ce dernier a trouvé la formule pour synthétiser le carbonate de sodium. Ernest Solvay n'était pas chimiste de formation, mais, passionné par les sciences, il finit par occuper un poste de chimiste dans l'usine de gaz de son oncle. C'est dans le laboratoire de cette entreprise qu'il a développé ce procédé chimique de production du carbonate de soude. Ce composant était, à cette époque, très rare en Europe. En effet, il n'existait que sous sa forme naturelle issue de l'évaporation des lacs salés. Mais, en Europe, cette source de natron n'existe quasiment pas. La découverte de Solvay a donc été très importante dans le milieu chimique européen et même mondial. Elle a été baptisée « procédé Solvay » et continue d'être appelée ainsi encore aujourd'hui.
C'est en 1861 qu'Ernest Solvay fonde avec son frère, la compagnie *Solvay & cie*, dans le but de produire industriellement ce carbonate de soude synthétique ainsi que le bicarbonate de soude qui en dérive.

Peu de temps après, la *Solvay & cie* lance la « soude Solvay » et le « bicarbonate Solvay », des marques déposées du carbonate et du bicarbonate de soude. Le procédé Solvay fut un véritable succès pour l'industrie belge et, au fur et à mesure, la production de carbonate et bicarbonate de soude s'est internationalisée. Les industries se sont multipliées dans le monde entier. Aujourd'hui, les entreprises Solvay sont présentes dans près de 50 pays.
Pour la petite histoire, le nom Solvay n'est pas connu uniquement grâce à cette découverte chimique. En effet, Ernest Solvay était un homme très en avance sur son temps. Dans ses usines, il expérimentait de nouvelles façons de travailler, en prenant en compte, par exemple, les droits des travailleurs, ce qui, à l'époque, était plutôt rare... Les ouvriers avaient droit à des congés payés, à une retraite et les journées de travail était de 8 heures. Ernest Solvay a donc été un précurseur en chimie, mais également un précurseur du droit du travail !

Où trouver du bicarbonate ?

Le plus simple, c'est d'aller au rayon pâtisserie de votre supermarché et de chercher du côté des farines et des sachets de levure. Vous le trouverez soit emballé dans un petit paquet en carton (pas toujours pratique, car c'est une poudre si fine qu'elle passe par les ouvertures... Veillez à ce qu'il soit bien empaqueté), soit dans des petits sachets.
Vous pouvez aussi demander à votre pharmacien. Il en aura sûrement à vous vendre, puisque le bicarbonate est souvent préconisé par les dentistes contre les problèmes buccaux (aphte, plaie...), ou par les médecins en cure contre les maux d'estomac.
Si vous voulez en acheter en grande quantité, la meilleure option reste l'Internet. En effet, il est encore rare de trouver en France des paquets de 500 g en vente dans le commerce. Il existe toutefois quelques magasins qui en proposent - comme certains magasins bio - au rayon des produits d'entretien. Sinon, plusieurs sites Internet en vendent pour un prix très raisonnable. Consultez la liste des sites à la fin du livre.

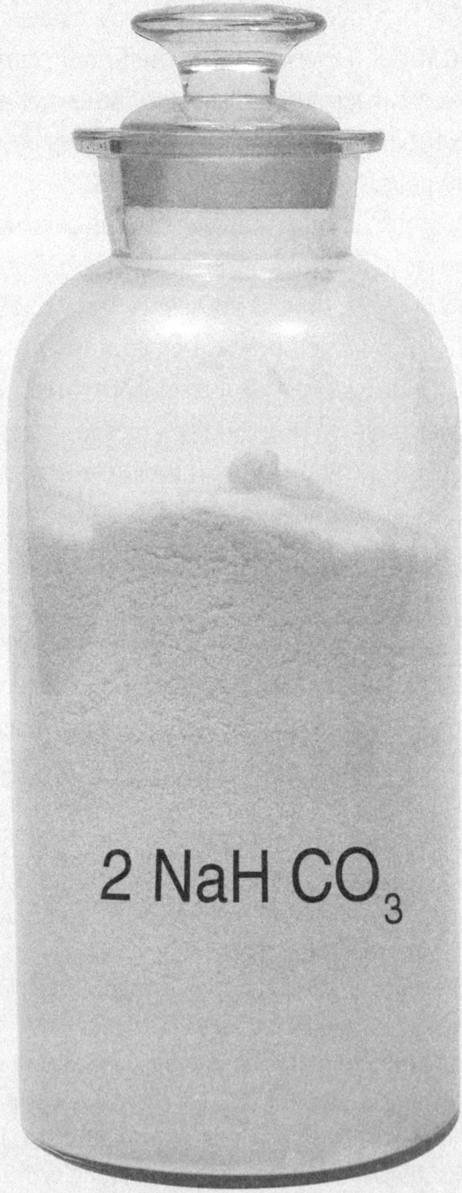
2 NaH CO3

Utiliser le bicarbonate :

c'est bon
pour la santé et
pour la planète !

Pollution de l'air intérieur : un danger méconnu

L'Agence de Protection de l'Environnement des Etats-Unis, comme tant d'autres, précise dans un rapport de 2004 « l'air à l'intérieur d'un espace de séjour est en moyenne 2 à 5 fois plus pollué que l'air extérieur » (« Rapport du Congrès sur la qualité de l'air intérieur », Volume II, publié dans la revue médicale *The Lancet*, Londres, 2004). Et il y a de quoi s'inquiéter puisque nous passons pratiquement 90 % de notre temps dans des locaux fermés : au bureau, à l'école, au supermarché ou, bien sûr, dans notre propre maison !

En France, l'Observatoire de la Qualité de l'Air Intérieur a publié en 2006 un premier rapport. Il tenait compte du résultat des analyses faites sur les poussières récoltées dans un échantillon de logements situés un peu partout en France. La conclusion a révélé que la nature des polluants internes et externes est très différente. L'air intérieur des maisons est pollué par de nombreuses sources de pollution spécifiques aux espaces intérieurs : matériaux de construction et de décoration, ameublement, produits d'entretien, de bricolage, équipements de chauffage et de production d'eau chaude, présence humaine et activités liées aux besoins essentiels (cuisine) ou autres (tabagisme). L'analyse a aussi constaté que 9 % des logements étudiés révèlent la présence simultanée dans l'air de 3 à 8 composés chimiques à très fortes concentrations. Le chiffre 9 % montre que cette situation extrême existe même si elle est relativement isolée. Cependant, nous sommes tous, plus ou moins, exposés à ces sources polluantes !

Pour assainir l'air intérieur : les plantes !

La meilleure manière de réduire la pollution intérieure de votre maison est de remplacer les substances chimiques que nous utilisons quotidiennement par d'autres, plus saines.

Pour vivre dans une ambiance plus fraîche et agréable, il suffit par exemple d'acquérir quelques plantes qui dépolluent l'atmosphère. Les plantes sont des organismes vivants qui respirent. Grâce à ces échanges gazeux, certaines plantes aident à se débarrasser des substances toxiques dans l'air, notamment les composés organiques volatils (COV). Des recherches scientifiques, réalisées par la NASA, nous montrent que :

- l'aloe vera et le philodendron éliminent environ 85 % du formaldéhyde retrouvé dans l'air, et neutralisent aussi le pentachlorophénol. - l'azalée est bonne contre l'ammoniac
- le chrysanthème contre le trichloréthylène
- le chlorophytum contre le monoxyde de carbone
- le lierre contre le benzène.

Pour que cette méthode soit efficace, il faut compter au moins une plante tous les 9 m^2.

Produits pour nettoyer les vitres, détachant, eau de javel, lingettes nettoyantes, aérosols... Il suffit d'ouvrir nos placards pour les trouver ! Nous utilisons quotidiennement des quantités de produits d'entretien, sans savoir au juste ce qu'ils contiennent. Devant le rayon nettoyage, il est rare que l'on se donne vraiment la peine de regarder avec attention ce que l'on achète. Cependant, en y regardant de plus près, on aperçoit que l'on a affaire à des produits chimiques très toxiques. Evidemment, le danger existe selon le degré d'exposition, toutefois il est important de savoir que la plupart des ingrédients présents dans ces détergents sont cancérigènes et allergènes. Ils peuvent provoquer des dysfonctionnements dans l'organisme, en attaquant, par exemple, le système nerveux ou en causant des problèmes de fertilité. Selon le *Janitorial Products Pollution Prevention Program* (Programme de prévention de la pollution causée par les produits de nettoyage), un tiers des produits ménagers sont dangereux pour la santé. Ce chiffre fait froid dans le dos et encourage à être très vigilant.

Même en respectant les modes d'emploi des produits ménagers et en les manipulant avec précaution (gants), le contact avec ces substances dangereuses reste imminent. En effet, les agents nettoyants s'évaporent très rapidement, libérant dans l'air leurs molécules que l'on respire et qui passent dans le sang. Le contact avec ces composants chimiques peut se faire par la peau, par les yeux ou par les voies respiratoires. Les personnes les plus sensibles sentent souvent leurs yeux ou leur nez gratter. Ils ont la peau irritée ou même les ongles fragilisés. Pourtant, malgré ces signes, on ne s'inquiète pas plus que cela et on continue à les utiliser par habitude. Quelles sont au juste ces substances chimiques que nous achetons et utilisons sans nous méfier ?

Les éthers de glycol :

es éthers de glycol appartiennent à un groupe appelé « composés organiques volatils » (COV). Les COV ont comme principale caractéristique une évaporation rapide à température ambiante. On en retrouve partout polluant l'air que nous respirons aussi bien à la maison, au bureau, dans les lieux publics et même les crèches.

L'utilisation des éthers de glycol dans l'industrie est très répandue. Comme solvants, ils ont, entre autres propriétés, la faculté d'être dissolubles dans l'eau et dans les graisses, facilitant ainsi le nettoyage. Pour cette raison, ils sont souvent utilisés dans la fabrication de peintures (à base d'eau ou d'huile), de vernis, d'encres et de nettoyants liquides. Il existe différents types d'éthers de glycol et chaque dérivé est classé selon ses caractéristiques propres. Ainsi, certains de ces dérivés sont plus ou moins dangereux pour l'homme. Cette classification est très complexe et suscite des polémiques. En effet, un éther de glycol peut être considéré comme nocif pour la fertilité humaine dans un pays et pas dans un autre. Les recherches sur les effets et les conséquences de l'usage de ces substances au quotidien sont encore loin d'être terminées...

Les résultats connus de ces recherches ne laissent pourtant pas de place au doute quant au caractère nocif de ces éthers. Néanmoins, il reste difficile de déterminer si l'emploi occasionnel ou à petite quantité représente un danger pour l'utilisateur. La plupart des recherches sont réalisées sur des personnes en contact avec les éthers de glycol dans le cadre de leur travail et qui ont une exposition très fréquente et longue à ces composants. Sont dans ce cas les personnes qui travaillent dans les industries de la peinture, de l'automobile, de l'aéronautique ou des matières plastiques, mais aussi ceux qui travaillent dans les salons de coiffure ou dans les entreprises de ménage. La liste des professionnels concernés n'est pas exhaustive. Des études ont également fait un lien entre l'exposition de ces ouvriers à ces éthers et les dysfonctionnements et le développement de certaines maladies tels que la baisse de la fertilité (surtout chez les hommes), la malformation congénitale et certains types de cancer.

Le tableau de la page suivante liste les produits contenant des éthers de glycol et les activités professionnelles exposées constamment à ces substances.

Activités où le risque d'exposition aux produits contenant des éthers de glycol est important	
Type de produit	Activité
Peintures Encres Vernis Teintures	▪ Vernissage, fabrication d'emballage métallique ▪ Peinture sur matières plastiques ▪ Industrie automobile : cataphorèse ▪ Peintres-carrossiers ▪ Industrie aéronautique ▪ Industrie navale ▪ Industrie du bâtiment (peintures, crépis, charpentes métalliques) ▪ Imprimerie : sérigraphie, offset, tampographie ▪ Industrie du meuble ▪ Fabrication de circuits imprimés ▪ Industrie textile ▪ Teinturerie ▪ Ponts et chaussées (bitume)
Colles et adhésifs	▪ Bâtiment ▪ Emballage, transformation ▪ Maroquinerie, chaussures
Produits d'entretien	▪ Femmes de ménage ▪ Laveurs de voitures
Cosmétiques	▪ Coiffures ▪ Parfumeries ▪ Esthétique corporelle
Phytosanitaires	▪ Agriculture
Produits photographiques	▪ Photographie

(Source : *Santé et sécurité au travail dans la région de Provence-Alpes-Côte d'Azur* http://www.sante-securite-paca.org/)

L'usage des éthers de glycol est, bien entendu, de plus en plus contrôlé par les lois françaises et européennes. Ces lois limitent la quantité de ces substances dans les produits commercialisés et déterminent aussi des normes d'étiquetage. L'Agence française de sécurité sanitaire des produits de santé, par exemple, restreint depuis novembre 2005, la concentration de certains éthers de glycol dans les produits cosmétiques. Ils sont aussi considérés comme des substances qui, mélangées à d'autres, peuvent avoir des effets toxiques préoccupants pour le développement de l'homme. Selon l'Institut national de recherche et de sécurité pour la prévention des accidents de travail et des maladies professionnelles, aucun des éthers de glycol n'est reconnu comme une substance qui peut par exemple altérer la fertilité humaine. Si la réglementation se durcit, dans certains cas, elle peut donc se montrer floue. Cette situation compliquée nous montre qu'il y a encore du chemin à parcourir, surtout dans le domaine de l'information et de la prévention du public.

Quelle que soit la subtilité de ces classifications et des lois existantes, le fait est que ces substances sont présentes dans beaucoup de produits que nous manipulons quotidiennement. Les éviter radicalement peut s'avérer être une tâche ardue... D'autant plus que, selon la Direction générale de la santé du Ministère de la Santé, identifier à l'heure actuelle un produit qui contient des éthers de glycol uniquement par son étiquette n'est pas très simple (http://www.sante.gouv.fr/htm/dossiers/ethersglycol/). D'une part, il faut s'y connaître un minimum et d'autre part, même si la législation contrôle les étiquetages, la plupart des éthers de glycol ne sont pas notés sur les étiquettes ! En outre, la loi autorise toujours l'utilisation de certains éthers de glycol sans que ce soit obligatoire de le signaler sur le produit fini par une étiquette.

Que faire devant un tel manque d'information ? Certes, ne pas s'exposer longtemps aux éthers de glycol réduit les risques d'avoir des problèmes de santé. Néanmoins, il vaut mieux prévenir ! Sur toutes les étiquettes des produits d'entretien se trouvent des symboles qui indiquent la présence de substances irritantes et/ou nocives. Ce sont ces croix noires sur fond orange. Même si nous n'y prêtons pas beaucoup attention, ces étiquettes et ces sigles ne sont pas là pour rien ! Les produits d'entretien sont fabriqués à partir de substances chimiques nocives. Cela mérite donc plus de considération de notre part. Surtout si, dans votre foyer, il y a des enfants ou des femmes enceintes. La meilleure façon d'écarter le danger reste encore de s'informer sur les produits qu'on achète. Savoir identifier les produits qui contiennent ces substances nuisibles et les remplacer de façon efficace est le moyen le plus simple pour lutter efficacement contre la pollution de l'air intérieur de votre maison.

Le 2-Butoxyéthanol (2-BE)

Le 2-Butoxyéthanol (2-BE) est un éther de glycol qui entre dans la fabrication de nombreux produits d'entretien, comme les lave-vitres, les nettoyants pour moquettes, les détachants et les dégraissants pour pièces métalliques. Il est aussi employé dans l'industrie cosmétique, notamment dans les colorants pour cheveux. C'est ce type d'éther de glycol que nous retrouvons très souvent dans nos produits de ménage et de beauté. Prenons garde, car, comme les autres éthers de glycol, il peut être nocif. Il parvient facilement dans notre organisme par la peau ou par les voies respiratoires.

Aujourd'hui, les lois sont plus restrictives et limitent l'utilisation du 2-BE. En France, par exemple, le 2-Butoxyéthanol ne peut être utilisé dans les teintures capillaires qu'à concentration de 2 à 4 %. Mais, malgré ces restrictions et le contrôle de l'utilisation du 2-BE, cette substance reste encore très répandue. Le tableau élaboré par le Bureau national de la prévention de la pollution du service de la protection de l'environnement du Canada nous en donne une petite idée...

Quantité de 2-Butoxyéthanol présente dans les produits d'usage régulier.

Type de produit de consommation	Teneur moyenne en 2-BE dans le produit	Pourcentage du marché total de 2-BE *	Valeur estimation du total des utilisations de 2-BE au Canada en 2002 (tonnes)
Nettoyants et dégraissants	5-10 %	19 %	~ 285
Nettoyants pour vitres	10-30 %	11 %	~ 164
Nettoyants et dégraissants pour pièces de moteurs ou de véhicules automobiles	15 %	4,7 %	~ 71
Nettoyants pour tapis et meubles, et pour l'intérieur de véhicules automobiles	11 %	1,4 %	~ 21
Autres catégories de produits de nettoyage (combinées)	1-28 %	4,7 %	~ 71
Autres utilisations de produits de grande consommation, notamment des solvants, des produits d'hygiène personnelle et des pesticides de grande consommation	1-40 %	21 %	~ 318
Peintures et revêtements	▪ autres que les aérosols : 6 % ▪ aérosols : 8 %	30 %	~ 485

*Le pourcentage des utilisations totales de 2-BE est fondé sur les modes d'utilisation en Amérique du Nord, ainsi que sur les valeurs estimées des utilisations de 2-BE en tonnes/année pour 2002.
(Source : http://www.ec.gc.ca/nopp/DOCS/consult/2-Butoxyethanol/RMS_2-BE_F.pdf)

Le formaldéhyde

Le formaldéhyde est, comme les éthers de glycol, une substance qui appartient à la famille des composés organiques volatils (COV). On le trouve dans la fumée produite par les cigarettes, les bougies et les encens, mais aussi dans la composition de certains produits d'entretien comme les liquides-vaisselle et les lingettes nettoyantes. En effet, ce composant possède des propriétés désinfectantes. Son usage dans l'industrie n'est pas limité à cela : il est aussi utilisé dans la production de produits d'hygiène corporelle, de cosmétiques et d'insecticides.

Ce produit qui irrite les voies respiratoires et les yeux a été classé cancérigène par l'Organisation mondiale de Santé en 2005. Néanmoins, c'est seulement en 2007 que la France a demandé que le formaldéhyde soit également classé au niveau européen. Cette requête a aussi donné lieu à des polémiques puisque l'Allemagne, l'Angleterre et les Pays-Bas ont refusé de changer le classement sur leur territoire, alors qu'il est considéré dans ces mêmes pays « cancérigène pour les animaux ».

L'acide chlorhydrique

L'acide chlorhydrique est un liquide légèrement jaune-vert souvent présent dans la composition des produits de nettoyage pour la salle de bain, par exemple, les gels liquides pour nettoyer les toilettes, avec leur fameux bidon en forme de bec de canard. Cet acide a en particulier des propriétés anticalcaires et détergentes intéressantes pour ce genre de produit. L'acide chlorhydrique est aussi vendu sur le marché sous forme de solution. C'est une substance pure diluée dans l'eau dans une proportion qui varie de 10 à 34 %.

Si ce produit est utile pour nettoyer et même désinfecter, il est aussi très corrosif. En effet, la substance elle-même et ses vapeurs ont un effet très corrosif sur les tissus humains. Le contact de la peau avec l'acide chlorhydrique, des voies respiratoires ou des yeux peut s'avérer très dangereux. L'utilisation de ce produit pour le ménage mérite de redoubler d'attention. Le mélange avec d'autres produits, comme l'eau de javel par exemple, peut même engendrer la formation de gaz très toxiques !

Le paradichlorobenzène

Les paradichlorobenzène sont présents dans des produits comme les antimites, les blocs toilettes (le panier qu'on place au rebord de la cuvette pour avoir des toilettes qui sentent bon...) ou les désodorisants d'atmosphère. Depuis avril 2004, le paradichlorobenzène est classé cancérigène. Cette substance peut produire divers effets nuisibles sur notre organisme : irritation des yeux, de la peau et des voies respiratoires. Il peut même avoir des effets néfastes sur le système nerveux central, sur les reins et le foie. Autrement dit, c'est un vrai poison !

La soude caustique

Les produits dégraissants lourds, comme les produits pour décaper le four par exemple, ou les déboucheurs de canalisation ont souvent dans leur composition de la soude caustique. Même si la soude caustique est fabriquée à partir du carbonate de sodium, ses propriétés n'ont rien de semblable à celles du bicarbonate de soude ou à celles du carbonate de sodium lui-même. Au contraire, la soude caustique est une substance irritante et corrosive pour la peau, les yeux et les voies respiratoires. En effet, la plupart des produits pour décaper le four sont des aérosols, des gouttelettes peuvent rester en suspension dans l'air et imprégner le four rendant leur inhalation et leur ingestion très facile.

Le toluène

Le toluène est une substance dérivée du benzène qui a des propriétés désodorisantes. Pour cette raison, il est souvent présent dans les assainisseurs d'air intérieur en aérosol, mais aussi en version électrique que l'on branche à une prise ou dans les bougies parfumées. Ces produits répandent peut-être un parfum agréable dans votre maison, mais ils ne font en réalité que masquer les mauvaises odeurs existantes, sans résoudre le problème. L'odeur du tabac ou des moisissures ne va pas disparaître, mais elle va être cachée et se mélanger au parfum propagé. Surtout, le toluène est nocif pour la santé, il entraîne des troubles nerveux, psychiques, des irritations de la peau, des yeux et des problèmes respiratoires. Le toluène a également été classé par mi les produits pouvant causer des troubles de la fertilité. Pour cette raison, depuis 2007, son usage dans les produits est très contrôlé, même si son emploi n'est pas complètement interdit.

Le trichloréthylène

Le trichloréthylène est un solvant qui est utilisé pour dégraisser les pièces métalliques et pour détacher les vêtements. Depuis 1995, cette substance a été classée cancérigène et sa vente a été interdite aux particuliers. En effet, cette substance est toxique et attaque le système nerveux, pouvant même entraîner le coma, voire la mort dans certains cas. Malgré son caractère très dangereux, cette substance est encore utilisée dans l'industrie, même si elle est de plus en plus remplacée par d'autres solvants moins dangereux. En tout cas, il est bon de savoir que nous ne sommes pas encore totalement à l'abri de ce poison. D'ailleurs, certains pressings utilisent encore ce solvant pour le nettoyage à sec... Renseignez-vous !

Résumé

Produits d'entretien qui polluent l'air intérieur des maisons, et à l'origine de certains problèmes de santé

(Attention spéciale aux femmes enceintes et aux enfants !)

Type de produit	Possibles composants	Possibles effets sur la santé
▪ nettoyants pour vitres ▪ nettoyants pour tapis et pour l'intérieur de la voiture ▪ nettoyants et dégraissants multi-usage	2-butoxyéthanol (éther de glycol)	▪ absorbé par la peau et par les voies respiratoires ▪ problèmes liés à la fertilité ▪ malformations congénitales
▪ lingettes ▪ détergent vaisselle ▪ désinfectants ▪ encens, bougies parfumées	formaldéhyde	▪ absorbé par la peau et par les voies respiratoires ▪ classé cancérigène pour les animaux (Europe), pour les hommes (Etats-Unis)
▪ nettoyants de salle de bain	acide chlorhydrique	▪ absorbé par la peau, les yeux et par les voies respiratoires ▪ action corrosive ▪ production de gaz toxique en contact avec l'eau de javel
▪ antimites ▪ blocs toilettes ▪ désodorisants d'atmosphère	paradichlorobenzène	▪ classé cancérigène ▪ irritant pour la peau et voies respiratoires ▪ problèmes liés au système nerveux, reins et foie

▪ décapant pour four ▪ déboucheurs de canalisation	soude caustique	▪ absorbé par la peau et par les voies respiratoires ▪ action irritante et corrosive
▪ désodorisants d'atmosphère	Toluène	▪ problèmes liés à la fertilité ▪ irritant pour la peau et voies respiratoires ▪ problèmes liés au système nerveux
▪ détachant à sec (usage industriel)	Trichloréthylène	▪ substance cancérigène ▪ substance toxique ▪ problèmes liés au système nerveux

Ces symboles font partie du Système Européen de Signalisation:

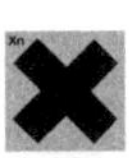

Nocif : substances ou préparations nocives

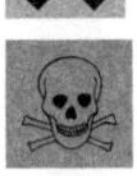
Toxique : substances ou préparations toxiques

Facilement inflammable : substances ou préparations nocives

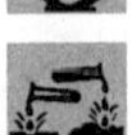
Corrosif : substances ou préparations corrosives

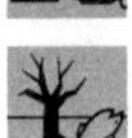
Dangereux pour l'environnement : Substances ou préparations dangereuses pour l'environnement

Notre « arsenal chimique » et les problèmes environnementaux qu'il pose

Il est important de se préoccuper de l'air intérieur de nos maisons, mais il faut aussi s'inquiéter de nos déchets ménagers... Car oui, il y a urgence ! La planète appelle au secours et nous sommes tous concernés. Depuis 1950, l'industrie chimique a lancé sur le marché de nombreux composants synthétiques qui sont déversés chaque jour dans la nature. Ces substances font partie de notre vie quotidienne et peuplent dans nos placards, nos trousses cosmétiques, nos armoires à pharmacie, nos boîtes à outils et nos produits de jardinage. Sans la savoir, nous avons tous chez nous un véritable arsenal chimique ! Il peut paraître un peu absurde et exagéré de penser que lorsqu'on met en route une lessive ou quand on repeint son salon, on court un risque quelconque. C'est faux... !

C'est seulement en 1981 que la réglementation et l'évaluation systématique des substances chimiques commercialisées ont été mises en place. Néanmoins, cette réglementation n'est pas rétroactive, ce qui veut dire que toutes ces substances produites avant cette date n'ont jamais été évaluées ! Or, cela représente environ 90 % des substances que l'on consomme tous les jours... La Commission européenne se bat contre les lobbies des industries chimiques pour tenter de faire évoluer cette situation. En octobre 2003, une proposition de réglementation a été lancée, le *R.E.A.C.H* (en français : enregistrement, évaluation et autorisation des produits chimiques). Malheureusement, la mise en place du *R.E.A.C.H* avance tout doucement.

Si nous n'avons que très peu d'informations concrètes concernant les conséquences sur notre santé de l'emploi de ces composants chimiques, il est néanmoins avéré que certains sont nocifs pour l'environnement. On les retrouve dans de nombreux écosystèmes. Ainsi, les dauphins, les baleines, les ours polaires, les poissons font partie de ces animaux qui voient le fonctionnement de leur organisme perturbé par ces produits qui n'existent normalement pas dans leur environnement. Si diverses réglementations permettent de limiter en partie les déchets chimiques industriels, en revanche le contrôle de cette « poubelle chimique » que nous produisons est beaucoup moins rigoureux. Imaginez ce que représentent toutes ces eaux usées, contenant de la lessive, de l'eau de javel, des dégraissants, etc. et qui terminent dans les cours d'eau ! Les stations d'épuration ne suffisent pas à les éliminer. Passons en revue nos placards, posons-nous ces questions : que se passe-t-il quand on verse un seau rempli de produits pour nettoyer le sol, lorsque nous faisons la vaisselle, ou tirons la chasse d'eau que nous venons de désinfecter ?

REACH : enregistrement, évaluation et autorisation des produits chimiques
Un projet nécessaire !

Après avoir passé en revue la réglementation sur les produits chimiques fabriqués et commercialisés en Europe, la commission européenne, lance en 2003 son projet *R.E.A.C.H.* A peine cette idée a vu le jour qu'elle a généré une série de polémiques. Les industries chimiques, formant un lobby très puissant, estimaient que le coût de cette opération était trop élevé et que les petites entreprises pâtiraient les premières de ces nouvelles dépenses. Les débats ont perduré jusqu'en 2006, jusqu'à ce que le conseil des ministres de l'Union européenne décide malgré tout d'adopter le projet.

La nécessité de ce projet en Europe est évidente : trop de substances restent méconnues et la réglementation n'est pas assez ferme. Ainsi, avant ce projet, lorsqu'une substance était reconnue dangereuse (cancérigène, par exemple), elle n'était pas forcement retirée du marché. Il suffisait de « maîtriser les risques », c'est-à-dire de préciser les conditions et les limites d'utilisation ainsi que sa biodégradabilité. Le *R.E.A.C.H* a pour objectif de changer cette situation, en se basant sur une meilleure connaissance de la production de l'industrie chimique.

Les trois principes du REACH :

- **Enregistrer :** il est obligatoire pour les producteurs et les importateurs de produits chimiques d'enregistrer dans la base de données *R.E.A.C.H*, les produits qu'ils commercialisent. Cette base est gérée par l'Agence européenne des substances chimiques. L'enregistrement a débuté en 2007 et finira en janvier 2009.
- **Evaluer :** à partir des informations enregistrées dans la base de données, l'Agence européenne des substances chimiques va classer les substances, en distinguant les plus dangereuses : les non biodégradables, les bio accumulables (celles qui se fixent sur les tissus des êtres vivants), les cancérigènes, celles qui causent des mutations génétiques et celles qui sont nocives à la fertilité.
- **Autoriser :** les substances citées ci-dessus ne doivent être produites ou utilisées par l'industrie que si et seulement si l'Agence l'autorise, sinon la substance restera interdite. Ce point est un sujet qui fait toujours débat. ONG, syndicats et médecins se battent pour que le principe soit plutôt celui de la substitution. Ainsi, le développement de nouvelles substances chimiques non nocives serait encouragé et on pourrait enfin envisager la disparition de ces substances dangereuses.

Faire la vaisselle...

Ce détergent est le produit le plus couramment utilisé. Il est fabriqué à partir d'agents nettoyants, de colorants, de conservateurs, de parfums synthétiques et parfois même de désinfectants. Parmi les agents nettoyants du liquide-vaisselle, on trouve des tensioactifs synthétiques fabriqués à partir du pétrole. Ces types de tensioactifs permettent la formation de mousse et provoquent la rupture de l'adhésion entre les saletés et les supports. Cependant, ces tensioactifs agissent de la même façon sur notre peau : ils enlèvent la fine couche de graisse naturelle qui nous protège contre les dessèchements et les irritations.

Ces tensioactifs synthétiques ne sont pas bien biodégradables, c'est-à-dire qu'aucun organisme biologique n'est capable de les dégrader et de permettre leur intégration dans la nature. Depuis 2005, le règlement européen impose une « biodégradabilité primaire » de 80 % et une « biodégradabilité finale » (après 28 jours) de 60 % à ces composés chimiques. En gros, si les tensioactifs se dégradent à 60 % dans l'environnement, ils sont considérés biodégradables. Or, les industries productrices de produits ménagers ne sont pas contraintes de préciser leur composition complète et exacte. On trouve souvent sur l'étiquette quelque chose du genre : « tensioactifs < 5 % ». Il est donc difficile de savoir, si le produit est ou non nocif pour l'environnement... Il faut aussi se méfier des produits qui font appel à des ingrédients naturels comme le savon de Marseille. Souvent, la quantité de ces ingrédients dans le produit fini est infime et a pour seul but de nous faire croire que l'on a affaire à un produit plus sain, plus naturel. Or, cet ajout ne modifie en rien le degré de biodégradabilité du produit final ! Tant que la réglementation ne sera pas plus rigoureuse, les tensioactifs synthétiques vont continuer à se balader dans nos cours d'eau.

En France, l'utilisation du phosphore sous forme de phosphate (combinaison d'atomes de phosphore et d'oxygène) dans la fabrication de lessives est, depuis 2007, interdite. Cependant, l'emploi de ce composant est toujours autorisé dans les détergents pour lave-vaisselle. Il est employé dans ce type de produit parce que le phosphate est un agent anticalcaire. Le phosphore est un élément qui existe dans la nature sans être nocif, toutefois il peut être très agressif pour l'environnement. Lorsqu'il est présent en excès dans l'eau, il cause un déséquilibre écologique grave. Les algues qui se « nourrissent » du phosphate se multiplient de façon non contrôlée, finissant par consommer tout l'oxygène des milieux où elles se développent. Les autres animaux de l'écosystème meurent asphyxiés.

Des milliers de poissons et d'autres organismes disparaissent en raison de la contamination des eaux. Même si le phosphate peut être éliminé par les stations d'épuration, cela n'évite pas complètement la pollution des lacs, des rivières et des autres cours d'eau.

Faire la lessive...

Depuis 2007, le phosphate est donc interdit dans les produits pour laver le linge. Toutefois, quelques lessives demeurent très nocives pour l'environnement. En effet, la lessive est aussi une sorte de dégraissant et est fabriquée à partir de tensioactifs. Si les tensioactifs sont efficaces pour nettoyer, ils ne blanchissent pas le linge. Les lessives contiennent donc aussi des agents blanchissants. Un de ceux utilisés par l'industrie est le perborate de sodium (ou de soude). Ce n'est pas le seul composant blanchissant existant : il existe aussi le percarbonate de sodium, qui est moins nocif pour l'environnement. Le problème avec le perborate de soude, c'est qu'une fois rejeté dans l'environnement, il libère du bore, un élément chimique qui, en excès, intoxique les plantes aquatiques.
Encore une fois, il est toujours difficile de savoir quels sont les composants des lessives qu'on achète, puisque trop souvent les étiquettes sont peu loquaces...

Une autre technique trouvée par l'industrie pour blanchir le linge est l'usage d'azurants optiques. Ces substances chimiques fonctionnent par un effet optique : elles absorbent les rayons ultraviolets émis par le soleil et réémettent de la lumière bleue. Ainsi, nous avons l'impression que le blanc est encore plus blanc ! En réalité, ces substances chimiques représentent seulement 1 % environ du volume de la lessive. Ils ne sont pas éliminés pendant le rinçage et, sont faiblement biodégradables, ainsi ils s'accumulent dans les sédiments des cours d'eau, les tissus des poissons et les racines des plantes.

Enfin, autre produit phare pour notre linge : l'assouplissant. Encore une fois, il faut faire attention à quel type de produit nous avons recours.

En général, les assouplissants possèdent ce que l'on appelle des ammoniums quaternaires. Cette substance chimique, qui est aussi utilisée dans la composition des après-shampooings, a la propriété de séparer les fibres et les fils les uns des autres, ce qui rend le tissu plus souple et plus doux. Cependant, même si les ammoniums quartenaires sont partiellement biodégradables, ils restent très dangereux tant pour l'environnement que pour l'homme en raison de leur toxicité. Ayant la capacité d'être absorbés facilement, ils s'accumulent dans l'argile et se dégradent très lentement. Par ailleurs, ils sont très efficaces dans l'élimination des acides gras insaturés (les graisses d'origine végétale), et peuvent provoquer la mort.

Les tensioactifs d'origine naturelle et synthétique

L'utilisation de tensioactifs par l'homme remonte à des milliers d'années, lorsqu'un des premiers savons fut inventé : le savon d'Alep. En effet, les agents détergents contenus dans ce savon d'Alep ou dans le savon de Marseille, par exemple, sont des tensioactifs d'origine naturelle. Ces savons étaient fabriqués à partir d'une matière grasse végétale, comme l'huile d'olive, ou de graisse animale, et de natron (le carbonate de sodium).

Avec le développement de l'industrie et le changement des standards d'hygiène,de nouveaux tensioactifs apparaissent et sont désormais élaborés à partir de produits dérivés du charbon et du pétrole.

Depuis 2003, la méthode de fabrication traditionnelle du savon de Marseille a été validée par l'Association française des industries de la détergence, de l'entretien et des produits d'hygiène industrielle. Cette méthode, fruit d'un savoir-faire ancien, retient, parmi ses principales règles, l'exclusion des tensioactifs de synthèse dans la fabrication du savon. Le savon de Marseille artisanal est un excellent produit qui, associé au bicarbonate de soude, peut faire des merveilles pour entretenir la maison, laver le linge, etc. !

Nettoyer le sol

Les produits nettoyants pour les sols sont également des détergents fabriqués à partir de tensioactifs synthétiques ou naturels. Les problèmes pour l'environnement et pour l'usager restent les mêmes que pour les produits pour la vaisselle. Les tensioactifs synthétiques constituent un grave problème quand ils se trouvent en quantité excessive dans l'environnement.

En parlant du nettoyage des sols et de l'environnement, on pense aussi à la question des lingettes... Si elles peuvent s'avérer très pratiques (pas besoin de seau d'eau, de produit, ou de serpillère, etc.), il ne faut pas oublier qu'elles multiplient (et beaucoup !) le volume de nos déchets. Selon l'ADEME, l'Agence de l'Environnement et de la Maîtrise de l'Energie, un ménage qui utilise régulièrement des lingettes, produit environ 20 kg de déchets supplémentaires par an. Nous parlons ici de toutes les sortes de lingettes : celles pour nettoyer le sol, les lingettes multi-usages, celles pour les bébés, pour se démaquiller, se nettoyer les mains, etc. Même celles sur lesquelles figure la mention « biodégradable » doivent être évitées ! Elles ne sont en réalité que partiellement biodégradables. Une fois jetées à la poubelle, elles finissent à la décharge, augmentant encore plus le volume des déchets. Si, comme l'indiquent certains fabricants, vous les jetez dans les WC, elles peuvent causer des dysfonctionnements du système d'épuration d'eau. En effet, le temps de biodégradabilité des lingettes est trop long pour qu'elles puissent disparaître avant de parvenir aux stations de traitement de l'eau. Les utiliser n'est donc pas une très bonne idée... D'autant plus que leur efficacité n'est pas évidente, notamment les lingettes nettoyantes pour les sols. Pour les avoir testés, nous pouvons dire qu'il faut au minimum une dizaine de lingettes pour bien nettoyer le sol d'une cuisine de 9 m2... Ce n'est ni rentable, ni efficace.

Désinfecter

Les publicités pour les produits d'entretien utilisent souvent, cette image du microscope pour montrer la nuée de bactéries autour des toilettes, de l'évier, et des surfaces sales. Selon ces pubs, il faut à tout prix se débarrasser de ces vilaines bêtes, les tuer toutes, en un mot : désinfecter ! Pour cela, on nous propose de l'eau de javel, des blocs WC et d'autres produits contenant de l'hypochlorite de sodium (un des composants de l'eau de javel). Mais désinfecter ce n'est pas nettoyer, c'est tuer des bactéries qui ne sont pas forcement mauvaises pour notre organisme. Au contraire ! L'être humain et les milliers de bactéries existantes dans l'environnement peuvent parfaitement cohabiter. D'ailleurs, nous en hébergeons tous dans notre organisme ! A trop vouloir nettoyer, on se surprotège et notre corps ne fait plus d'effort pour développer ses anticorps. On finit par attraper dehors tous les microbes qui passent, par développer des allergies, etc. Evidemment, cela ne veut pas dire qu'il faut vivre dans une porcherie ! Certaines bactéries sont bien sûr nocives, mais l'utilisation régulière de ces produits détergents ne fait qu'augmenter leur résistance. De plus, la « re-contamination » de la pièce qui vient d'être nettoyée se fait en quelques minutes. Il suffit que quelqu'un qui vient de l'extérieur marche avec ses chaussures, que le chien traverse le salon, etc. Désinfecter ne veut donc pas dire grand-chose ! En revanche, il est clair que les produits désinfectants sont très nocifs pour l'environnement.

L'eau de javel, par exemple, est produite à partir du l'hypochlorite de sodium. C'est une solution aqueuse d'hypochlorite de sodium généralement obtenue par la réaction du chlore sur la soude caustique. L'hypochlorite de sodium est une substance corrosive et très dangereuse pour l'environnement. L'eau de javel en vente dans les supermarchés possède une concentration maximale de 10 % de chlore et de 1,5 %. d'hydroxyde de sodium libre. Cela peut paraître peu, mais cela suffit pour polluer. Le chlore libéré par l'eau de javel s'accumule dans la faune et la flore, causant des mutations préjudiciables à la chaîne de survie des organismes. Sans parler des dangers que court une personne qui utilise l'eau de javel avec négligence, sans prendre de précautions (gant, dilution avec de l'eau). De plus, le mélange de l'eau de javel avec un produit acide (un produit détartrant, comme les gels liquides pour WC, par exemple) provoque une réaction chimique qui libère le dichlore, un gaz mortel. D'ailleurs, ce gaz était utilisé comme gaz de combat pendant la Première Guerre mondiale.

Toujours au sujet des désinfectants, parlons des blocs et des gels pour WC. Beaucoup utilisent ces produits en raison de leur parfum et de leur action désinfectante. Or, leur parfum, rappelons-le, ne s'attaque pas à la source des mauvaises odeurs, mais simplement les masque. Quant à son action désinfectante, nous avons vu que la manie de tout désinfecter peut être un piège. Il faut être conscient qu'à chaque fois qu'on active la chasse d'eau d'un WC qui contient un bloc WC, des substances chimiques très nocives sur les écosystèmes aquatiques sont rejetées dans les cours d'eau. En outre, ces substances ne peuvent pas toujours être traitées dans les stations d'épuration d'eau. Les gels au bidon en forme de bec de canard, très populaire, sont quant à eux composés, entre autres substances, d'agents tensioactifs et d'acides comme les acides chlorhydrique, sulfurique, phosphorique, qui sont capables de dissoudre le tartre. Ces composants sont aussi de très grands polluants de l'eau.

Le bicarbonate de soude : alternative saine et écologique

Alors, nettoyer peut polluer ? Plus que cela : cela pollue même l'air de notre propre maison ! Même si l'on n'est pas un maniaque du ménage et que l'on n'abuse pas de produits ménagers on est forcement en contact avec des substances plus au moins toxiques. Et, comme nous l'avons vu, si cela ne nous cause pas une gêne immédiate, les conséquences environnementales sont de plus en plus visibles.

De plus en plus, dans les supermarchés, on nous propose des produits d'entretien « verts », « bios » et avec des écolabels. Dans un article sur le site Internet de l'organisation WWF (*World wide fund for nature*), le directeur adjoint de l'Institut français d'opinion publique et d'études de marché, Alain Renaudin, commente les résultats d'un sondage : « ils (les Français) sont 93 % à estimer que les produits d'entretien présentent un risque pour l'environnement/la nature (dont 60 % à en être convaincus) ; ils sont 82 % à estimer que les produits d'entretien présentent également un risque pour la santé des consommateurs (dont 43 % à en être convaincus). » Néanmoins, de tous les produits d'entretien consommés par les ménages français, seuls 3 % sont des produits bio. La raison de ce paradoxe tient au prix encore élevé des produits bio et écologiques que l'on trouve sur le marché.

Pour ceux qui peuvent se permettre d'en acheter, les produits bio sont toujours de meilleurs remplaçants des produits conventionnels. Toutefois, il faut toujours se méfier. Certains produits dits « verts » contiennent en réalité plus ou moins un certain pourcentage de produits nocifs. Parfois même si on lit les étiquettes, on s'aperçoit que la différence avec des produits classiques est infime. Par ailleurs, un certain nombre de ces produits contiennent des dérivés de pétrole et ne sont pas vraiment biodégradables. Pour garantir un bon achat, rien ne vaut un examen attentif des étiquettes et des labels écologiques (cela vaut aussi pour les cosmétiques !), voire même d'aller en magasins spécialisés comme les magasins bio, pour se fournir en produits d'entretien véritablement écologiques.

Quelques curiosités sur les habitudes des ménages françaises...

Chaque foyer français dépense en moyenne 220 euros en produits d'entretien chaque année.
Seulement 7 % des Français estiment connaître exactement quels sont les composants des produits d'entretien qui représentent un risque ; 47 % estiment connaître vaguement ces composants.
La France est, avec la Belgique, le seul au pays au monde à commercialiser des berlingots d'eau de Javel concentrée. Ceux-ci représentent 60 % des ventes d'eau de Javel domestique.
Les Français sont les plus gros consommateurs de lingette en Europe : la consommation moyenne par semaine est de 7 lingettes ! Ils en consomment 25 fois plus que les Anglais et 3 fois plus que les Espagnols ou les Italiens. 4 foyers sur 10 utilisent des lingettes pour l'entretien de la maison.
Malgré tout cela : 83 % des Français se déclarent inquiets lorsqu'ils pensent à l'avenir de la planète et à l'environnement. 10 % des Français affirment déjà boycotter systématiquement les entreprises qui polluent et ne respectent pas les règlementations en matière d'environnement !

Enquête TNS Sofres sur les Français et l'environnement :
http://www.sofres.com

Pour ceux qui achètent déjà des produits bio et pour ceux qui ont envie de s'y mettre, le bicarbonate de soude est une excellente alternative pour arrêter de polluer et vivre dans une ambiance plus saine : il est facile à utiliser, efficace et économique. Associé à d'autres produits naturels comme le vinaigre, le citron et le savon de Marseille, ou bien employé seul, le bicarbonate de soude remplace parfaitement (ou diminue) l'usage de la plupart des produits détergents qui se trouvent dans nos placards. Et ce n'est pas tout, c'est aussi un excellent produit dans des domaines aussi variés que les cosmétiques, le jardinage, l'hygiène des animaux, l'hygiène personnelle... Tout est bon pour l'utiliser ! Il suffit d'en avoir à portée de main et de connaître toutes les manières de l'utiliser. Non seulement on contribue à la protection de l'environnement, mais en plus on préserve sa santé et celle de notre entourage, et.... on fait des économies ! Faites le test ! Les produits d'entretien coûtent relativement chers, et il en faut une certaine quantité, alors qu'il suffit d'une ou deux cuillères à soupe de bicarbonate pour nettoyer de fond en comble une cuisine. Ce produit étonnant va trouver une place de choix dans vos placards désormais vides (en plus, vous allez gagner de l'espace de rangement !). Avec d'autres produits naturels comme le vinaigre et le savon de Marseille ou employé seul, le bicarbonate remplace (ou diminue) l'usage de la plupart des produits qui se trouvent dans vos placards. Et ce n'est pas tout : cosmétique, jardinage, hygiène des animaux, hygiène personnelle... tout cela peut être fait avec un seul produit. Il suffit d'avoir un peu de bicarbonate à la maison pour avoir à portée de main des centaines de solutions ! Autre avantage... C'est très économique ! Dans la prochaine partie de ce livre, vous allez découvrir les diverses applications du bicarbonate de soude qui ont l'avantage d'être à la fois simples, pratiques et écologiques !

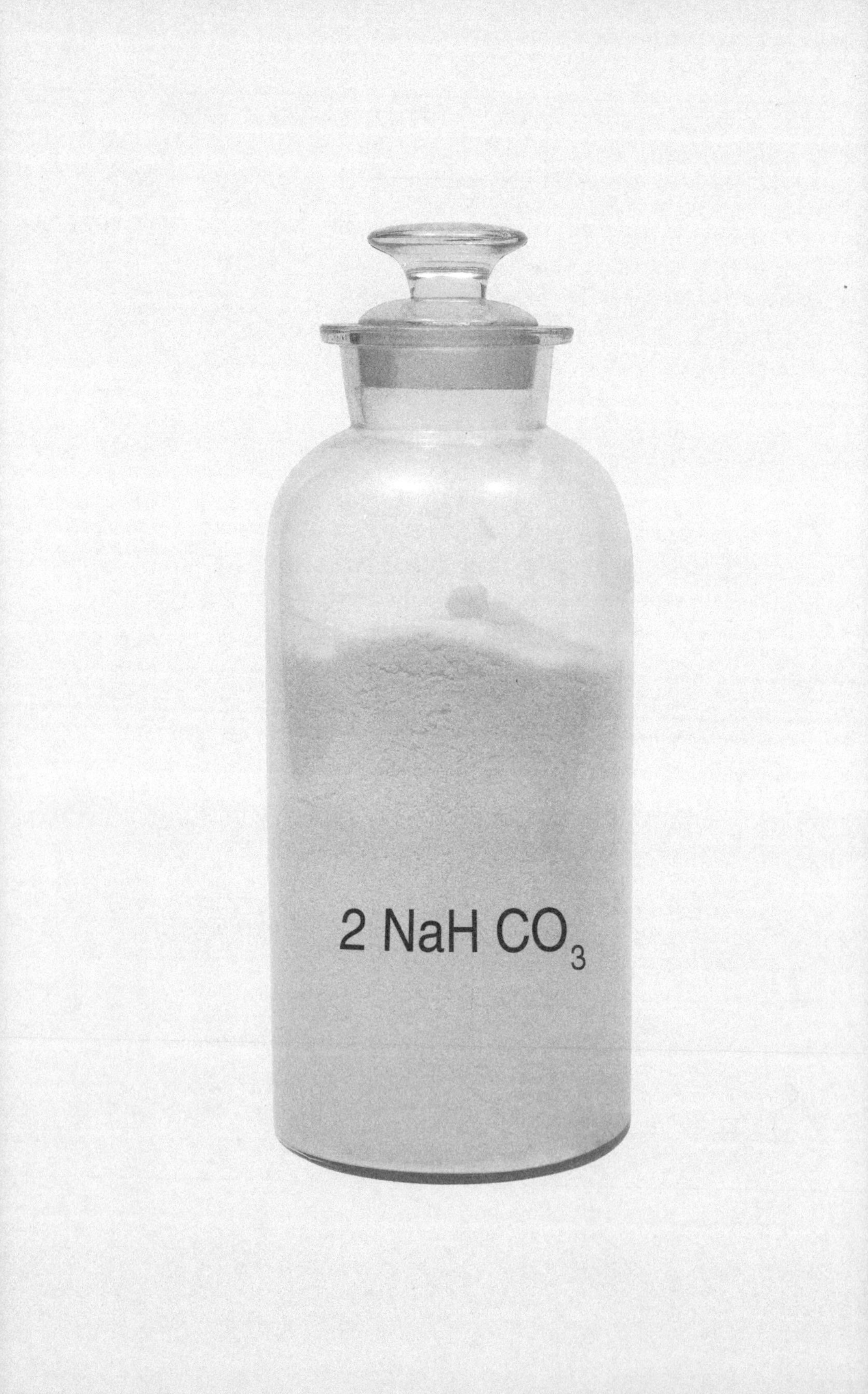
2 NaH CO_3

Pourquoi avoir du bicarbonate sous la main ?

Les mille et une recettes et astuces économiques et écologiques !

La réponse à cette question est simple : le bicarbonate de soude est multi-usage ! Grâce à lui, on peut enlever les graisses incrustées dans les casseroles, faire une lessive plus écolo, neutraliser des odeurs désagréables, retirer le tartre des faïences, traiter les plantes, confectionner de délicieux gâteaux... Et la liste n'est pas exhaustive ! Si avec le bicarbonate on peut presque tout faire, c'est grâce à ses propriétés chimiques. Comme nous l'avons vu, c'est un élément abrasif et donc un bon nettoyant ; il a un pH basique, ce qui lui permet de neutraliser les acides ; il empêche le dépôt des minéraux contenus dans l'eau ; il peut également être un agent levant. Faire le ménage, la cuisine ou s'occuper de votre jardin, c'est aussi faire un peu de chimie ou de la cuisine ! On mélange les ingrédients pour obtenir une solution lavante. Verser un ingrédient basique sur des graisses acides, pour les éliminer ; ajouter un peu de bicarbonate dans l'eau pour empêcher l'agglutination du tartre ; mettre une pincée de bicarbonate dans un gâteau pour faire lever la pâte, etc.
Comment s'y prendre ? Dans les pages qui suivent, vous allez découvrir de nombreuses les recettes à base de bicarbonate et comment les fabriquer, il suffit de très peu de choses et d'ingrédients. La majorité des recettes sont simples à réaliser et très économiques. Dans les encadrés, vous trouverez des recettes phares, celles que vous pouvez fabriquer et conserver pour pouvoir utiliser le bicarbonate à tout moment. En ayant quelques produits préparés d'avance, vous pouvez éliminer tous, ou presque tous, les produits conventionnels de ménage ! Vous aurez ainsi vos propres produits « faits maison », confectionnés avec du bicarbonate de soude, du vinaigre, du savon de Marseille, du sel de cuisine, du citron... Bref, rien qu'avec des produits naturels 100 % biodégradables et sains !
Ces recettes vont contribuer non seulement à vous faciliter la vie et les travaux ménagers souvent pénibles, mais aussi à rendre l'atmosphère de votre maison plus saine. C'est aussi une manière de s'engager pour préserver notre planète ! Tout est une question d'habitude : essayez et vous verrez qu'il n'y a rien de plus pratique qu'avoir un petit paquet de bicarbonate dans le placard et... au boulot !

Le bicarbonate pour les tâches ménagères : rien de plus pratique !

Le principe est simple : le bicarbonate est un produit multi-usage qui a un avantage sur presque tous les autres produits conventionnels, il est non toxique. Il y a trois principales façons pour l'employer dans les taches ménagères. La première c'est en diluant le bicarbonate dans l'eau pour produire une solution ; la deuxième, en confectionnant une pâte composée de bicarbonate et d'eau ; la troisième, en employant tout simplement le bicarbonate sec, dans son état pur.
En général, la solution de bicarbonate sert à laver, la pâte à désincruster les saletés et faire briller. Le bicarbonate sec pur peut être utilisé à diverses fins : éliminer des odeurs, détacher. Il peut aussi être associé à d'autres ingrédients, comme le citron ou le vinaigre blanc par exemple, pour dégraisser, déboucher, détartrer, etc.

Les recettes présentées sont très faciles à confectionner et aussi très économiques. La plupart des matériaux et des ingrédients employés sont d'usage courant et, souvent, vous les avez déjà dans vos placards ! Le bicarbonate de soude est biodégradable et inoffensif pour la santé. Plusieurs recettes proposent donc des combinaisons avec d'autres ingrédients. Une mise en garde toutefois, même si l'on reste écologiques en utilisant uniquement des ingrédients naturels, il est recommandable de toujours garder ces produits ménagers, même le bicarbonate, hors de portée des enfants et des animaux !
Vous en connaissez déjà pas mal sur le bicarbonate de soude. Désormais, ce n'est plus un produit inconnu pour vous. Découvrez les meilleures manières de vous en servir.

... Astuce ...

Comment utiliser le bicarbonate de soude ?

En solution :

En général, la proportion est de 4 cuillerées à café de bicarbonate diluées dans 1/4 litre d'eau tiède (cela correspond environ à un verre d'eau). Cette proportion cependant peut varier selon chaque recette.

Attention, il ne faut pas que l'eau soit bouillante ! A partir de 60 °C, les liaisons chimiques se défont et le bicarbonate de soude se dissout... et perd ses propriétés.

En pâte :

Dans un verre ou un petit bol, verser un peu de bicarbonate de soude. Verser doucement de l'eau tiède en remuant. Ajouter de l'eau en quantité suffisante pour obtenir une pâte homogène, ni trop liquide, ni trop épaisse. Compter environ trois mesures de bicarbonate pour une d'eau.

Pur :

Saupoudrer une pincée de bicarbonate de soude sec directement sur la surface à nettoyer ; utiliser autant que nécessaire.

Pour la cuisine :

◆ *Les équipements de la cuisine :*

■ Nettoyer le comptoir et les planches à découper :

Il est connu que pour éliminer des taches sur une surface en formica ou sur une autre matière plastique, le jus de citron ou le vinaigre fonctionnent bien. Cela vaut aussi pour les planches à découper en plastique, en bois ou en verre. Pour améliorer les résultats, ajoutez un peu de bicarbonate de soude !

Matériel :

Une éponge ou un torchon

Liste des ingrédients :
Jus de citron ou vinaigre blanc (autant que nécessaire)
Bicarbonate de soude (autant que nécessaire)

Au boulot !

- Verser le jus de citron ou le vinaigre sur la surface à nettoyer et laisser agir pendant une demi-heure.
- Saupoudrer la surface avec un peu de bicarbonate.
- Frotter avec l'éponge ou le torchon.
- Rincer avec de l'eau et sécher.

Cette méthode est très efficace pour enlever les taches d'encre, de jus de fruits, de moutarde ou de thé, par exemple. En plus, il n'y a rien de mieux pour enlever les odeurs de cuisine comme l'ail, l'oignon, ou le poisson, etc.

Voici une autre recette pour un nettoyage plus rapide :

Matériel :
Une éponge

Liste des ingrédients :
Bicarbonate de soude (autant que nécessaire)

Au boulot !

- Saupoudrer le bicarbonate pur sur l'éponge humide.
- Frotter la surface, rincer et sécher.

▪ Nettoyer le réfrigérateur :

Il est important de garder le réfrigérateur toujours propre pour éviter que les bactéries se développent en excès et que de mauvaises odeurs s'installent. Mais, attention, on ne peut pas nettoyer cet endroit comme n'importe quel autre : la nourriture y est stockée et les parois sont fragiles. L'avantage du bicarbonate est qu'il est naturel et sans risque pour la santé. De plus, il n'est pas corrosif et désodorise le réfrigérateur.

Matériel :
Une éponge

Liste des ingrédients :
Pâte de bicarbonate de soude

Au boulot !
Appliquer la pâte de bicarbonate de soude sur l'éponge humide et procéder au nettoyage de l'intérieur du réfrigérateur.

Le bicarbonate de soude dans la cuisine

A chaque fois que vous appliquez un spray multi-usage sur la gazinière, sur le comptoir ou le plan de travail, de nombreuses substances chimiques réagissent avec le bois, l'inox ou le formica. Ces substances vont ensuite s'évaporer (et vous les respirez !). N'est-il pas plus réconfortant de savoir que l'on nettoie ces zones sur lesquelles on mange et où on découpe la nourriture avec un produit qui est 100 % naturel ?

■ Nettoyer le four :

La plupart des produits décapants pour four sont extrêmement toxiques. Ils facilitent le ménage, car la soude caustique qu'ils contiennent détache les graisses. Mais à quel prix ! Après leur évaporation, on respire leurs substances irritantes. En plus, la chaleur du four propage les résidus du détergent qui contaminent notre nourriture. La pâte de bicarbonate remplace parfaitement ces produits chimiques nocifs :

1ère recette :

Matériel :

Une éponge

Liste des ingrédients :

Une bonne quantité de pâte de bicarbonate de soude

Au boulot !

- Appliquer la pâte de bicarbonate de soude et laisser agir pendant une nuit voire 24 heures en fonction de la saleté du four.
- Frotter avec une éponge humide.

2ème recette :

Matériel :

Un vaporisateur rempli d'eau

Une spatule

Une éponge

Liste des ingrédients :

1 tasse de bicarbonate de soude

4 cuillerées à soupe de cristaux de soude (carbonate de sodium)

Vinaigre blanc (autant que nécessaire)

Au boulot !

- Mélanger le bicarbonate avec les cristaux de soude.
- Vaporiser de l'eau à l'intérieur du four assez abondamment.
- Couvrir les taches de graisse avec le mélange de bicarbonate et de cristaux de soude. La poudre va se coller aux parois mouillées.
- Vaporiser l'eau encore une fois sur le four et laisser reposer pendant une nuit.
- Enlever les graisses à l'aide d'une spatule.
- Pour finir, nettoyer l'intérieur du four avec une éponge imbibée de vinaigre.

En utilisant une de ces méthodes, il n'y a aucun risque de résidus toxiques dans le four !

■ Nettoyer les plaques électriques et la cuisinière :

Ceux qui possèdent des plaques électriques connaissent le problème ! Voici une excellente méthode pour enlever même les graisses incrustées les plus tenaces :

Matériel :
Une éponge ou une brosse

Liste des ingrédients :
Bicarbonate de soude (autant que nécessaire)

Au boulot !

- Humidifier les plaques et ensuite les saupoudrer avec du bicarbonate.
- Frotter les graisses avec une éponge humide ou une brosse.
- Nettoyer avec une éponge.

■ Nettoyer le micro-ondes :

Pour ne laisser aucune odeur dans le micro-ondes, il faut le nettoyer régulièrement. Attention, les produits conventionnels laissent des traces de substances chimiques ! Pour éviter cela, le bicarbonate de soude est une excellente alternative.

Matériel :
Une éponge

Liste des ingrédients :
Bicarbonate de soude (autant que nécessaire)

Au boulot !

- Saupoudrer du bicarbonate de soude pur sur l'éponge humide.
- Frotter la surface, rincer et sécher.

Si l'intérieur du micro-ondes est couvert de graisse, vous pouvez suivre cette recette simple :

Matériel :
Un petit bol
Une éponge

Liste des ingrédients :
Solution de bicarbonate de soude

Au boulot !
- Verser la solution de bicarbonate de soude dans un petit bol.
- Faire marcher le micro-ondes de 3 à 5 minutes.
- Nettoyer l'intérieur avec une éponge.

■ Entretenir le lave-vaisselle :

Un lave-vaisselle plein est synonyme d'économie et d'écologie ! Le problème, c'est que parfois le cumul de vaisselle sale dans la machine dégage de mauvaises odeurs. Il est facile de résoudre ce problème en suivant cette méthode :

Liste des ingrédients :
Bicarbonate de soude (autant que nécessaire)

Au boulot !
Saupoudrer un peu de bicarbonate de soude sur la vaisselle ou au fond de la machine.

Pour éviter les dépôts de tartre qui peuvent abimer votre machine :

Liste des ingrédients :
1/2 tasse à café de bicarbonate de soude

Au boulot !
Faire une fois par mois, un lavage à vide avec le bicarbonate de soude.

■ Prévenir les dépôts de tartre dans la cafetière à filtre et dans la bouilloire :

La présence de tartre dans ces machines est un grand classique ! Avec le temps, le tartre s'accumule et cela peut endommager les machines. On connaît l'astuce du vinaigre blanc, un peu moins celle du bicarbonate. L'avantage est qu'il est sans odeur. Comme le bicarbonate neutralise le pH de l'eau et empêche les dépôts de tartre, c'est un produit parfait pour entretenir la cafetière et la bouilloire :

<u>Liste des ingrédients :</u>
Solution de bicarbonate de soude

Machine à café :

Au boulot !

- Faire fonctionner votre machine à café à vide, avec seulement une quantité généreuse de solution de bicarbonate.
- Vider la cafetière et la faire fonctionner encore une fois à vide, mais cette fois-ci seulement avec de l'eau pour enlever le goût salé du bicarbonate.

Bouilloire :

Au boulot !

- Remplir la bouilloire d'une solution de bicarbonate de soude et laisser agir quelques heures.
- Bien rincer.

Un truc : placer une coquille d'huître propre au fond de la bouilloire, après l'avoir détartré. C'est une façon efficace pour empêcher les dépôts de tartre de revenir.

■ Nettoyer le support à filtre de la cafetière électrique :

Voilà une bonne recette pour nettoyer une partie délicate de votre cafetière, le support à filtre :

Matériel :
Une éponge végétale ou une vieille brosse à dents

Liste des ingrédients :
Bicarbonate de soude (autant que nécessaire)

Au boulot !
- Mouiller le support à filtre et ensuite saupoudrer de bicarbonate de façon à couvrir tout l'intérieur.
- Laisser agir pendant quelques minutes.
- Brosser l'intérieur avec une éponge végétale ou une brosse à dents.
- Bien rincer et essuyer.

■ Nettoyer les boîtes en plastique qui gardent les aliments :

Souvent, il est difficile de retirer l'odeur dans les boîtes en plastique qui ont contenu de la sauce, par exemple. Pour faciliter le nettoyage et désodoriser toutes vos boîtes :

Liste des ingrédients :
Solution de bicarbonate de soude
1 cuillerée à soupe de vinaigre

Au boulot !
- Tremper les boîtes dans une solution composée moitié de bicarbonate et moitié de vinaigre pendant au moins 15 minutes.
- Laver comme d'habitude.

Si les odeurs persistent, saupoudrer un peu de bicarbonate dans les boîtes déjà propres et laisser agir un bon quart d'heure. Enlever la poudre, rincer et essuyer. Laver avec la solution de bicarbonate de soude est aussi une bonne idée pour se débarrasser de l'odeur de plastique des ustensiles neufs comme les boîtes, les spatules, l'égouttoir à pâtes, etc.

■ Enlever les taches de café et de thé sur les tasses et sur les bols :

Une bonne recette pour enlever les taches de café et de thé qui persistent dans les tasses et dans les bols :

Liste des ingrédients :
Solution de bicarbonate de soude

Au boulot !
Laver les tasses avec une solution de bicarbonate de soude et un peu de liquide vaisselle. Si les taches ne partent pas, tremper les tasses dans la solution de bicarbonate de soude pendant une nuit avant de les laver.

■ Nettoyer les pots à thé :

Si vous décidez de changer de thé, il vaut mieux bien laver votre pot à thé afin d'éviter que les odeurs et les goûts se mélangent :

Liste des ingrédients :
4 cuillerées à soupe de bicarbonate de soude
1 verre de vinaigre blanc

Au boulot !
Dans une grande casserole, faire bouillir de l'eau.
Laisser l'eau refroidir un peu et ajouter le vinaigre et le bicarbonate de soude. Mélanger.

Tremper le pot dans cette solution et laisser agir quelques minutes.
Rincer avec de l'eau courante et essuyer.

■ Nettoyer les thermos :

Les thermos gardent l'odeur du liquide que vous avez l'habitude d'y mettre, alors quand vous décidez de changer de boisson... il y a un arrière-goût qui n'est pas toujours très agréable. Cette recette est excellente pour retirer toutes odeurs du thermos :

Liste des ingrédients :
Solution de bicarbonate de soude

Au boulot !
Verser la solution dans le thermos, secouer et laisser agir pendant au moins 1 heure.

■ Nettoyer la carafe d'eau :

Le tartre est toujours un problème pour les récipients qui sont souvent remplis d'eau. Pour améliorer l'aspect de votre carafe d'eau, et enlever les éventuels dépôts de tartre et les odeurs désagréables, il suffit de suivre cette recette :

Liste des ingrédients :
Solution de bicarbonate de soude
1 cuillerée à soupe de jus de citron

Au boulot !
- Verser la solution de bicarbonate et le jus de citron dans la carafe d'eau, laisser agir pendant au moins 1 heure.
- Rincer avec de l'eau.

■ Nettoyer un blender :

Il est facile de nettoyer un blender, mais souvent l'odeur du liquide vaisselle persiste après le lavage. Pour éviter cela, suivez ce conseil :

Liste des ingrédients :

1 cuillerée à soupe bicarbonate de soude

1 goutte de liquide vaisselle

Au boulot !

Remplir le blender à moitié d'eau.

Ajouter le bicarbonate de soude et une goute de liquide vaisselle.

Faire marcher le blender pendant quelques minutes. Jeter la solution et rincer.

■ Maintenir les gants en caoutchouc toujours bien secs :

Les gants en caoutchouc sont des accessoires indispensables pour ceux qui ont envie de garder des mains belles et douces. Pour les garder longtemps, et éviter qu'ils ne moisissent :

Liste des ingrédients :

Bicarbonate de soude (autant que nécessaire)

Au boulot !

- Saupoudrer régulièrement l'intérieur des gants avec du bicarbonate.

... Recette clé ...

Nettoyant multi-usage fait maison : écologique et non toxique !

Voici une des meilleures recettes à base de bicarbonate de soude ! Ce produit multi-usage peut être utilisé pour tout nettoyer : la table, l'évier, le frigo, les WC, la poubelle, etc. Et en plus, c'est sans danger pour votre santé, simple à préparer et très économique.

Matériel :

1 bidon de 2 litres (vous pouvez utiliser un ancien bidon qui contenait un autre produit, mais, dans ce cas, il faut qu'il soit bien propre)

Entonnoir

Liste des ingrédients :

2 cuillerées à soupe de bicarbonate de soude

2 litres d'eau tiède

1 cuillerée à soupe de vinaigre blanc

15 gouttes d'huile essentielle de votre choix (fleur d'oranger, lavande...)

Au boulot !

- Verser le bicarbonate avec un entonnoir dans le bidon avec les 2 litres d'eau chaude (pas bouillante).
- Dans un verre, préparer une solution de vinaigre blanc avec l'huile essentielle (ou un mélange d'huiles, si vous voulez). Verser ce mélange, avec l'aide d'un entonnoir, dans le bidon.
- Fermer le bidon et bien le secouer.

Avant toute utilisation, toujours penser à secouer le bidon, pour que la solution active ne reste pas au fond.

◆ *Faire la vaisselle*

■ Bien nettoyer les casseroles :

Avis aux spécialistes des riz brûlés et des pâtes trop cuites qui collent au fond de la casserole, voici une bonne recette pour faciliter la réparation des petits accidents de cuisine :

1ère recette :

Matériel :

Une éponge ou une brosse

Liste des ingrédients :

Bicarbonate de soude (autant que nécessaire)

Au boulot !

- Saupoudrer directement le bicarbonate de soude sur les dépôts incrustés et verser de l'eau chaude ; laisser agir pendant au moins 15 min.
- Frotter la casserole avec une éponge ou une brosse, rincer et essuyer.

2e recette :

Matériel :

Une éponge ou une brosse

Liste des ingrédients :

1/2 tasse à café de bicarbonate de soude

1/2 tasse à café de vinaigre blanc

Au boulot !

- Verser dans la casserole ou dans la poêle encrassée le bicarbonate et le vinaigre.
- Laisser agir toute la nuit avant de laver.

A chaque vaisselle, dissoudre 1 cuillerée à café de bicarbonate dans l'eau tiède du bac à vaisselle. Cela aide à dégraisser et à décoller les restes de nourriture qui persistent au fond des casseroles et sur les couverts.

Et si vous avez des casseroles en émail ou en inox, voici une recette intéressante pour les faire briller, sans les rayer :

Matériel :
Une éponge ou une brosse

Liste des ingrédients :
Pâte de bicarbonate de soude

Au boulot !

- Appliquer la pâte de bicarbonate de soude sur une éponge ou une brosse.
- Frotter, rincer et essuyer.

Pour faire briller les casseroles en aluminium, sans les rayer, mieux vaut suivre la recette suivante :

Matériel :
Un bocal

Liste des ingrédients :
10 cl de crème de tartre (en pharmacie, ou chez votre boulanger), vous pouvez la remplacer par un ingrédient acide comme le lait aigre.
50 g de bicarbonate de soude
10 cl de vinaigre blanc
2 cuillerées à soupe de savon en paillettes (savon de Marseille râpé par exemple)

Au boulot !

- Mélanger dans un bol, le bicarbonate de soude et la crème de tartre.
- Verser le vinaigre et bien remuer jusqu'à obtenir une pâte homogène.

- Ajouter le savon à la pâte et bien mélanger.
- Verser la pâte dans un bocal hermétique. Secouer.
- Laver la casserole avec cette pâte, en utilisant une éponge ou une laine d'acier fine.

Grâce aux qualités abrasives du bicarbonate, cette pâte est bien plus efficace qu'un détergent conventionnel. Vous pouvez conserver cette pâte nettoyante dans ce bocal, elle sera prête à l'emploi en cas de besoin.

■ Nettoyer les éponges et les brosses à vaisselle :

Après avoir fait la vaisselle, il faut toujours penser à bien laver les éponges et les brosses. En effet, cela élimine les odeurs, les bactéries et les saletés et permet de les conserver plus longtemps :

Matériel :

1 bac

Liste des ingrédients :

Solution de bicarbonate de soude

Au boulot !

- Tremper l'éponge et la brosse dans le bac rempli de la solution de bicarbonate.
- Laisser agir pendant plusieurs heures ou une nuit.

■ Nettoyer l'évier :

Pour nettoyer l'évier, employer cette méthode afin d'éliminer les taches et les odeurs désagréables laissées par la nourriture :

Matériel :

Une éponge

Liste des ingrédients :

Bicarbonate de soude, solution de bicarbonate de soude ou pâte de bicarbonate de soude pour un nettoyage plus important en profondeur.

Au boulot !

- Appliquer le bicarbonate de soude directement sur l'éponge, ou tremper l'éponge dans une solution de bicarbonate ou bien employer la pâte de bicarbonate de soude sur une éponge.
- Frotter et bien rincer pour éviter les traits blancs.

■ Déboucher l'évier :

Les produits en vente dans les supermarchés pour déboucher les canalisations, sont à base d'acides, substances fortement corrosives, irritantes pour la peau et pour les yeux. Sans compter qu'ils polluent les cours d'eau. Il vaut mieux essayer une autre méthode pour déboucher votre évier sans risque. Attention, à utiliser uniquement si vous n'avez pas déjà versé un déboucheur industriel ! Vous risqueriez de détériorer vos canalisations.

Matériel :

Une ventouse

Liste des ingrédients :

1 verre de bicarbonate de soude

1 verre de sel

1 verre de vinaigre blanc

De l'eau chaude

Au boulot !

- Verser dans le siphon, le bicarbonate de soude, le sel et le vinaigre.
- Donner un coup de ventouse afin de mélanger les ingrédients, attendre 30 min.
- Verser de l'eau chaude et ventouser à nouveau.

Si cela ne marche pas, vous pouvez répéter l'opération. Si le siphon continue à être bouché, il vaut mieux appeler le plombier. Cette méthode est valable pour déboucher le lavabo, la douche ou la baignoire.

... Recette clé ...

Un liquide-vaisselle bio enrichi et non polluant !

Cette recette est indispensable pour ceux qui veulent à la fois dépenser moins et avoir une pratique écologique.

Matériel :

1 bidon à liquide vaisselle 500 ml (utilisez un ancien bidon)

Liste des ingrédients :

1 cuillerée à café de bicarbonate de soude

1 cuillerée à soupe de cristaux de soude (carbonate de sodium)

Liquide vaisselle bio

Au boulot !

- Remplir 1/6 du bidon vide avec du liquide vaisselle bio.
- Dans un récipient, faire une solution de 500 ml d'eau tiède et de 1 cuillerée à café de bicarbonate et 1 cuillerée à soupe de cristaux de soude. Bien mélanger pour dissoudre les ingrédients.
- Verser la solution dans le bidon.

A chaque utilisation, le secouer légèrement. Ce produit ne mousse pas autant que les liquides-vaisselles trouvés dans les supermarchés. Cela ne veut pas dire que le liquide-vaisselle « fait maison » n'est pas efficace ! Au contraire... La basicité du bicarbonate va neutraliser l'acidité de la graisse. C'est de la chimie et c'est garanti !

Une autre idée : si vous n'avez pas de cristaux de soude chez vous, vous pouvez les remplacer par du vinaigre blanc.

◆ *Comment éliminer une fois pour toutes les mauvaises odeurs ?*

■ Dans le réfrigérateur :

Pour combattre les odeurs du réfrigérateur sans risque ni pour la santé, ni pour l'appareil, utiliser le bicarbonate de soude qui neutralise les odeurs.

Matériel :
Un petit bol ou une soucoupe

Liste des ingrédients :
Trois cuillerées à café rases de bicarbonate de soude sec

Au boulot !
- Poser un récipient de bicarbonate dans le réfrigérateur ou dans le congélateur.
- Changer le bicarbonate de soude tous les mois.

Cette méthode neutralise aussi les odeurs dans les espaces fermés comme les WC ou dans les placards. Souvenez-vous : les sachets parfumés ne font que cacher les odeurs désagréables par une odeur plus forte. Le récipient rempli de bicarbonate doit être placé dans un endroit sec. Le remplacer tous les deux mois environ. Vous pouvez aussi laver les parois du réfrigérateur de temps en temps avec une solution de bicarbonate à l'eau tiède avec une éponge douce.

■ A l'intérieur de la poubelle :

Vous pouvez aussi vous débarrasser des odeurs acides venant des poubelles et dues souvent aux pelures de fruits, de légumes qui se décomposent, aux coquilles d'œuf et aux autres résidus alimentaires.

Liste des ingrédients :
Bicarbonate de soude (autant que nécessaire)

Au boulot !

Verser du bicarbonate directement dans le sac au fur et à mesure qu'il se remplit de détritus.

Cette méthode peut aussi être utilisée pour le panier à linge sale dans lequel vous stockez votre linge sale avant de le laver et qui sent parfois un peu mauvais... !

■ Odeurs qui viennent des siphons :

Voici une recette très utile pour vous aider à stopper les odeurs d'égout qui persistent, par exemple, dans les vieilles constructions et les canalisations de la salle de bain où les cheveux s'accumulent souvent....

Liste des ingrédients :

½ tasse de bicarbonate de soude
½ tasse de sel fin
Un peu de vinaigre blanc

Au boulot !

- Verser le bicarbonate et le sel fin dans le siphon des éviers, des baignoires et des bacs à douche.
- Faire ensuite couler de l'eau chaude (pas bouillante), en ajoutant un peu de vinaigre blanc.

■ Odeurs qui persistent sur les mains :

Il est vrai que l'odeur d'ail, d'oignons, d'œuf ou de poisson qui persistent sur les mains, longtemps après avoir cuisiné, n'est pas tellement glamour... Deux solutions, soit vous cuisinez avec des gants (peu pratique) soit vous utilisez du bicarbonate !

Liste des ingrédients :

Bicarbonate de soude (autant que nécessaire)

Au boulot !

- Saupoudrer un peu de bicarbonate sec sur les mains et les frotter l'une contre l'autre.
- Rincer, avec ou sans savon. Renouveler l'opération jusqu'à disparition de l'odeur.

■ Odeurs qui persistent sur le linge de cuisine :

Les torchons, les serviettes de table, sur tous ces tissus s'accumulent des odeurs de graisses et de nourritures. Parfois, même après lavage, ils sentent encore un peu mauvais... Pour rendre le lavage plus efficace, suivez cette méthode simple :

Liste des ingrédients :

Bicarbonate de soude (autant que nécessaire)

Au boulot !

- Saupoudrer du bicarbonate de soude sur le torchon encore sec.
- Laisser agir quelques minutes, secouer et laver normalement.

■ Odeurs dues à la consommation de tabac :

Une pincée ou deux de bicarbonate dans les cendriers permet parfaitement d'empêcher la diffusion des odeurs de tabac.

Liste des ingrédients :

Bicarbonate de soude (autant que nécessaire)

Au boulot !

- Mettre une pincée de bicarbonate au fond du cendrier avant chaque utilisation.
- Remplacer le bicarbonate à chaque fois que vous videz le cendrier.

Pour rafraîchir les tapis et les canapés qui sentent le tabac ou qui sont imprégnés d'autres odeurs désagréables :

Liste des ingrédients :
Bicarbonate de soude (autant que nécessaire)

Au boulot !
- Saupoudrer du bicarbonate de façon homogène sur la zone nauséabonde.
- Laisser agir pendant au moins 15 min et passer l'aspirateur.

Si l'odeur persiste, vous pouvez refaire l'expérience en laissant le bicarbonate agir toute une journée. Attention, si le tapis ou le canapé sont colorés, mieux vaut faire un test avant dans une zone cachée pour ne pas risquer de faire des auréoles et de décolorer le tissu ! Il en est de même pour les tissus fragiles.

... Recette clé ...

Fabriquer votre propre purificateur d'air pour rafraîchir l'air intérieur !

Nous avons vu comment les produits assainisseurs d'atmosphère sont fabriqués et avec quelles substances nocives pour l'homme et l'environnement. Alors, si vous aimez la sensation d'air frais et propre, si vous voulez à tout prix parfumé l'air intérieur, nous avons une recette 100 % naturelle :

Matériel :
Un vaporisateur

Liste des ingrédients :
- *1 cuillerée à café de bicarbonate de soude*
- *1 cuillerée à café de jus de citron (vert ou jaune)*
- *500 ml d'eau tiède*

Au boulot !
- Verser l'eau dans le vaporisateur et ajouter le bicarbonate. Diluer.
- Ajouter le jus de citron.
- Secouer et vaporiser comme un purificateur d'air.

Pour que l'air de votre maison soit encore plus parfumé, remplacer le jus de citron par 5 gouttes d'huile essentielle de citron, de lavande ou d'eucalyptus au choix.

Faire une lessive écologique et économique :

... Recette clé ...

Une lessive économique et non polluante !

Il y a deux recettes très pratiques et économiques pour confectionner votre propre lessive écologique :

1ère recette

Matériel :

1 ancien bidon à lessive de 2 litres

Liste des ingrédients :

- *4 cuillerées à soupe de bicarbonate de soude*
- *50 g de savon de Marseille râpé*
- *1 ½ litre d'eau chaude*

Au boulot !

- Mettre le savon de Marseille dans le bidon de lessive liquide.
- Verser 1 litre d'eau chaude et secouer fort afin de bien dissoudre le savon.
- Attendre que l'eau devienne tiède et verser le bicarbonate de soude.
- Secouer pour bien mélanger tous les ingrédients.

2ème recette

Matériel :

1 ancien bidon à lessive de 2 litres

Liste des ingrédients :

- 4 cuillerées à soupe de bicarbonate de soude
- 50 g de savon de Marseille
- 1 ½ litre d'eau

Au boulot !

- Dans une casserole, faire fondre le savon de Marseille dans 2 litres d'eau.
- Attendre que l'eau refroidisse pour rajouter les 4 cuillerées de bicarbonate.
- Verser le tout dans le bidon.

Il est important d'utiliser un récipient dont la capacité est plus grande que le volume de lessive que vous allez fabriquer. En effet, le savon va se solidifier et il faudra bien le secouer avant de vous servir de votre lessive bio. Les ingrédients seront ainsi bien mélangés. Si le savon est devenu trop solide, ajouter un peu d'eau tiède au mélange, et secouer.

Pour chaque machine, vous pouvez utiliser 1 verre d'une de ces deux lessives.

Attention : ces lessives fonctionnent uniquement à des températures inférieures à 60 degrés. Souvenez-vous qu'à une température supérieure à 60 degrés, le bicarbonate se décompose... Ce que l'on ignore souvent, c'est que l'eau froide lave tout aussi bien que l'eau chaude. C'est même mieux pour préserver les tissus, puisque cela protège leur couleur. Dans les pays tropicaux, le linge se lave à froid. C'est plus économique, plus écologique et le linge finit aussi propre que le linge lavé à chaud !

■ Fabriquer une lessive enrichie :

Si vous n'avez pas envie de fabriquer votre propre lessive, vous pouvez créer une lessive bio enrichie, ce sera toujours mieux :

Liste des ingrédients :

3/4 tasse de bicarbonate de soude

Lessive bio (en magasins bio)

Au boulot !

Remplacer la moitié de la quantité de produit que vous utilisez habituellement par 3/4 tasse de bicarbonate de soude.

Le bicarbonate améliore la performance des lessives traditionnelles puisqu'il régule le pH de l'eau. En plus, c'est aussi un bon dégraissant. Un autre avantage du bicarbonate sur la lessive est qu'il aide à prévenir la formation du tartre dans la machine à laver. Comme vous le savez, les dépôts de tartre endommagent votre machine et augmentent la consommation d'énergie. Alors au lieu d'utiliser un détartrant couteux, utiliser du bicarbonate !

■ Remplacer l'assouplissant :

Une autre idée pour avoir un linge plus doux, c'est d'ajouter 1/2 tasse de bicarbonate à la place de l'assouplissant industriel. Il permettra aussi aux allergiques de retrouver des vêtements souples ! Le bicarbonate aide également à éliminer les odeurs. En plus, c'est plus écologique ! Souvenez-vous, les assouplissants rejetés dans l'eau s'accumulent dans les sédiments et polluent....

Liste des ingrédients :

1/2 tasse de bicarbonate de soude

Au boulot !

Ajouter le bicarbonate de soude au dernier cycle de rinçage de votre machine.

■ Eliminer les saletés les plus tenaces :

Un prélavage avec une solution de bicarbonate de soude peut résoudre ce problème :

Matériel :

Un bac à linge

Liste des ingrédients :

1/2 tasse de bicarbonate de soude

Au boulot !

- Laisser tremper le linge pendant au moins une demi-heure dans un bac avec de l'eau tiède et du bicarbonate de soude.
- Laver comme d'habitude.

Attention, il ne faut pas utiliser cette recette pour le lavage de la laine ou de la soie.

■ Enlever les taches de graisse :

Cette recette fonctionne seulement sur les taches récentes !

Liste des ingrédients :
Bicarbonate de soude (autant que nécessaire)

Au boulot !

- Verser une quantité suffisante de bicarbonate de façon à couvrir complètement la tache.
- Laver ensuite normalement.

Attention, ne pas utiliser cette recette pour le lavage de la laine ou de la soie.

■ Diminuer l'usage de l'agent blanchissant :

Si vous êtes habitué à laver votre linge avec des produits blanchissants, essayez de faire des économies et de devenir plus écolo en remplaçant la moitié du dosage habituel par la quantité indiquée de bicarbonate :

Liste des ingrédients :
½ tasse de bicarbonate pour les machines à laver à ouverture par le dessus
ou
¼ tasse de bicarbonate de soude pour les machines à laver à ouverture frontale.

Au boulot !

Remplacer la moitié du dosage conventionnel par la quantité indiquée de bicarbonate de soude.

Pour les linges délicats lavables à la main, un peu de bicarbonate de soude avec du jus de citron ajouté à l'eau peut aussi servir comme agent blanchissant. Laisser agir pendant quelques minutes avant de laver normalement votre linge.

▪ Blanchir le linge au prélavage :

Le bicarbonate peut aussi aider à enlever les traces sur les cols de chemise, les odeurs de chaussettes, etc., qui parfois persistent même après le lavage :

Liste des ingrédients :
Pâte de bicarbonate de soude

Au boulot !
- Avant le lavage, appliquer la pâte de bicarbonate de soude sur les parties les plus sales.
- Laver comme d'habitude à la main ou à la machine.

Attention, ne convient pas au lavage de la laine ou de la soie.

▪ Combattre les dépôts de tartre dans la machine :

L'utilisation de l'eau chaude favorise les dépôts de tartre dans la machine à laver. Avec le temps, la machine devient moins performante et dépense plus d'énergie. Le bicarbonate de soude aide à prévenir cette situation :

Liste des ingrédients :
½ tasse de bicarbonate de soude

Au boulot !
Faire une fois par mois, un lavage à vide avec le bicarbonate de soude.

Le vinaigre blanc : une autre panacée !

Le mot vinaigre vient de « vin aigre ». En effet, le vinaigre est un acide obtenu par la fermentation du sucre des fruits, ou des légumes. Le vinaigre blanc pur est fabriqué à partir de l'amidon du maïs qui est transformé en sucre, puis fermenté en alcool pour ensuite devenir du vinaigre.

Tous les vinaigres, et spécialement le vinaigre blanc, sont très efficaces pour le nettoyage :

- Ils sont antibiotiques et antiseptiques, donc de bons désinfectants.
- Ils sont très efficaces contre les moisissures.
- Ce sont des agents polissants.
- Ils désodorisent.
- Et bien sûr, ils sont d'origine naturelle, biodégradables et non toxiques !

Entretenir la salle de bain

■ Bien nettoyer les carreaux et faïences :

Voilà une recette efficace pour faire briller les carreaux et les faïences de votre salle de bain :

Matériel :
Une éponge ou une brosse

Liste des ingrédients :
Pâte de bicarbonate de soude

Au boulot !

- Appliquer sur une éponge ou sur une brosse la pâte de bicarbonate de soude.
- Frottez les carreaux. Rincez et essuyez.

■ Avoir une robinetterie éclatante :

Pour éliminer le calcaire sur les robinetteries, employer la pâte à récurer faite-maison. Cette recette est très simple à réaliser et, en plus, elle sert pour toutes les robinetteries :

Matériel :
1 bidon de 500 ml

Liste des ingrédients :
Bicarbonate de soude
Sel fin
1 cuillerée à café de liquide vaisselle bio ou de liquide-vaisselle fait-maison
10 gouttes d'huile essentielle (au choix : fleur d'oranger, lavande, etc.)

Au boulot !

- Remplir le bidon à moitié avec du bicarbonate de soude.
- Remplir un peu plus du 1/4 du bidon avec du sel fin.
- Ajouter le liquide vaisselle.
- Remplir le reste du bidon avec de l'eau tiède.
- Ajouter l'huile essentielle.
- Secouer pour bien mélanger les ingrédients.

Penser à bien agiter avant chaque usage. Ne pas utiliser sur les matériaux trop fragiles.
Les huiles essentielles servent à donner du parfum à cette pâte à récurer. Si vous ne voulez pas en mettre, cela ne changera rien à l'efficacité du produit !
La pâte de bicarbonate de soude est aussi un excellent produit pour éliminer le tartre des robinets et des sanitaires. Ajouter du citron ou du vinaigre, si vous avez besoin d'un nettoyage plus puissant. L'effet brillant sera plus durable, grâce à la petite pellicule que laissera le vinaigre.

■ Bien nettoyer la douche et la baignoire :

A cause de la condensation provoquée par la vapeur d'eau, la porte de la cabine de douche et les rideaux de douche sont souvent humides, ce qui facilite l'apparition de moisissures. Les joints de la baignoire aussi souffrent de ce problème. Ces moisissures sont des champignons qui peuvent provoquer de l'asthme, des irritations et des allergies. Cette recette est idéale pour éliminer les moisissures, les prévenir et rendre l'ambiance de la salle de bain plus saine :

Matériel :
Une éponge

Liste des ingrédients :
Bicarbonate de soude (autant que nécessaire)

Au boulot !
- Saupoudrer du bicarbonate de soude sur une éponge humide.
- Frotter les surfaces moisies.
- Rincer et sécher.

Pour nettoyer la baignoire :

Matériel :
Une éponge

Liste des ingrédients :
Bicarbonate de soude (autant que nécessaire)

Au boulot !
- Saupoudrer du bicarbonate de soude sur une éponge humide.
- Frotter, rincer et essuyez avec un tissu.

Pour éviter les moisissures dans la salle de bain, certes il faut nettoyer régulièrement la cabine de douche et la baignoire, mais surtout assurer une bonne ventilation de la pièce.

▪ Faire briller le lavabo :

L'apparition de calcaire et les taches de dentifrice décorent couramment les lavabos... Voici une recette pour éliminer le tartre et d'autres salissures d'une façon simple :

Matériel :
Un torchon ou une éponge

Liste des ingrédients :
Bicarbonate de soude (autant que nécessaire)
Vinaigre blanc (autant que nécessaire)

Au boulot !
- Saupoudrer du bicarbonate de soude sur le lavabo.
- Tremper le torchon ou l'éponge dans le vinaigre et l'utiliser pour frotter le lavabo.
- Rincer.

... Recette clé ...

Produit pour nettoyer le sol

Cette recette remplace parfaitement les produits détergents pour les sols que nous trouvons dans les supermarchés. Cela dégraisse et nettoie en profondeur la salle de bain.

Matériel :
1 seau d'eau
1 torchon
Des gants pour vos mains

Liste des ingrédients :
- *1/2 tasse de bicarbonate de soude*
- *1/2 tasse de vinaigre blanc*
- *4 litres d'eau tiède*

Au boulot !
Remplir le seau d'eau et ajouter les ingrédients. Bien mélanger.
Tremper un torchon dans cette solution et nettoyer.

■ Nettoyer les toilettes :

Les produits WC sont, il est vrai, très efficaces contre le calcaire et les odeurs, mais ce sont de gros polluants couteux. Le bicarbonate de soude peut remplacer ce genre de produit grâce à sa fonction antitartre et désodorisante. Suivez cette recette pour enlever les taches qui s'incrustent dans les WC :

Matériel :
Une brosse à nettoyer le WC

Liste des ingrédients :
3 cuillerées à soupe de bicarbonate de soude
3 cuillerées à soupe de sel fin
1 verre de vinaigre blanc
De l'eau chaude

Au boulot !
- Verser tous les ingrédients dans le WC.
- Laisser agir pendant quelques minutes et ensuite bien brosser.
- Tirer la chasse d'eau.

Si les taches persistent, verser du vinaigre bouillant dans le WC et laisser agir pendant toute la nuit avant de répéter l'opération.
Pour un nettoyage plus rapide, il suffit de saupoudrer le bicarbonate de soude et verser le vinaigre (pas bouillant). Attendre quelques minutes avant de bien brosser et de tirer la chasse d'eau.

Dans le séjour

■ Nettoyer les tapis et les canapés :

Ne paniquez pas si un jour votre enfant provoque un accident sur votre merveilleux tapis ou canapé ! Cela peut nous arriver aussi de renverser sur nos meubles du café ou une autre substance tachante. Il y a toujours une solution pour enlever la saleté et les éventuelles odeurs provoquées par ces accidents domestiques :

Matériel :
Un aspirateur
Une brosse

Liste des ingrédients :
Bicarbonate de soude (autant que nécessaire)

Au boulot !
- Avant tout, essayer de nettoyer les taches selon les indications du fabricant.
- Saupoudrer du bicarbonate de soude, brosser doucement et laisser agir pendant 15 minutes.
- Pour finir, passer l'aspirateur.

Il est recommandé de faire un test avant de réaliser cette expérience afin de vérifier que le bicarbonate de soude ne va pas désaltérer la couleur des tissus ou des tapis.

▪ Enlever les taches sur les meubles en bois :

Il est très difficile d'enlever les taches faites sur le bois. Voici une méthode qui peut aider à les enlever. Cette recette ne marche pas toujours, mais cela ne coute rien d'essayer :

Matériel :
Un chiffon doux

Liste des ingrédients :
Bicarbonate de soude (autant que nécessaire)
Dentifrice (autant que nécessaire)

Au boulot !

- Fabriquer une pâte de bicarbonate avec du dentifrice dans les mêmes proportions.
- Appliquer cette pâte sur le chiffon et frotter doucement la tache.
- Ensuite, cirer le meuble avec un produit adéquat.

Le bois est une matière organique et sa couleur peut varier selon les conditions environnementales telles que l'humidité, par exemple. Si le bois n'a pas de couche de vernis, il est presque sûr que le bicarbonate de soude va provoquer des taches ! Pour cette raison, avant d'essayer cette méthode, faites toujours un test sur une zone invisible pour vérifier que le bicarbonate et le dentifrice ne vont pas générer une nouvelle tache sur le bois.

■ Nettoyer les murs ou les meubles peints :

Les marques sur les murs ou meubles peints, comme les traits de crayon par exemple, peuvent aussi être enlevées avec un petit peu de bicarbonate de soude :

Matériel :
Une éponge

Liste des ingrédients :
Bicarbonate de soude (autant que nécessaire)

Au boulot !

- Saupoudrer du bicarbonate de soude sur une éponge humide.
- Frotter doucement, rincer avec un peu d'eau et essuyez avec un chiffon.

■ Nettoyer les sols en linoléum :

Les traits noirs sur le linoléum, provoqués, par exemple, lorsqu'on bouge un meuble, s'enlèvent facilement en suivant cette méthode :

Matériel :
Un torchon

Liste des ingrédients :
Pâte de bicarbonate de soude

Au boulot !

- Appliquer la pâte de bicarbonate de soude sur les traits noirs.
- Bien frotter avec un torchon humide.

▪ Nettoyer les fenêtres et les portes en aluminium :

Matériel :
Une brosse

Liste des ingrédients :
Bicarbonate de soude (autant que nécessaire)

Au boulot !

- Saupoudrer du bicarbonate de soude sur la brosse humide.
- Bien frotter, rincer et essuyer avec un chiffon.

Pour les affaires du bébé aussi !

▪ Nettoyer les outils en plastique :

Le bicarbonate de soude est le produit idéal pour nettoyer la table à manger, la chaise, les jouets en plastiques et d'autres équipements du bébé. C'est sans danger pour sa santé !

Matériel :
Une éponge

Liste des ingrédients :

Bicarbonate de soude (autant que nécessaire)

Au boulot !

- Saupoudrer du bicarbonate de soude sur l'éponge humide puis procéder au nettoyage.
- Rincer et essuyer.

■ Nettoyer les biberons et éliminer les odeurs :

Liste des ingrédients :

1 cuillerée à café de bicarbonate de soude

Au boulot !

- Verser le bicarbonate de soude dans le biberon rempli d'eau tiède.
- Fermer le biberon et le secouer.
- Enlever la solution et laver ensuite le biberon avec le produit vaisselle à base de bicarbonate de soude.

Une autre idée : vous pouvez aussi laisser les biberons et les tétines tremper toute une nuit dans une solution faite à partir de 4 cuillerées de bicarbonate de soude pour 1 litre d'eau tiède.

■ Nettoyer à sec les peluches :

Cette recette vous permet d'éliminer les odeurs des peluches, ou du « doudou » de votre enfant d'une façon saine et sans les abîmer :

Matériel :

Une brosse

Liste des ingrédients :

Bicarbonate de soude (autant que nécessaire)

Au boulot !

- Saupoudrer du bicarbonate de soude de façon homogène sur la peluche.
- Laisser agir environ 15 min et enlever doucement avec une brosse.

Non seulement c'est plus simple, mais en plus aucun danger pour votre enfant s'il aspire ou s'il met la peluche dans sa bouche après le lavage.

■ Laver les vêtements que vous venez d'acheter :

Les vêtements neufs contiennent parfois des produits chimiques utilisés pour qu'ils ne se froissent pas dans les rayons. Mieux vaut donc laver les habits neufs de votre bébé avant le premier usage :

Matériel :
Un bac à linge

Liste des ingrédients :
½ tasse de bicarbonate de soude
Savon de Marseille liquide

Au boulot !

- Tremper les vêtements dans un bac à linge avec le bicarbonate de soude et le savon liquide.
- Laisser agir pendant 30 min avant de rincer.

■ Faire un shampooing doux :

Pour bien nettoyer et faire briller les cheveux de votre bébé, vous pouvez de temps en temps les laver avec du bicarbonate de soude :

Liste des ingrédients :
1 cuillerée à café de bicarbonate de soude
Huile pour bébé

Au boulot !

- Pendant le bain, verser un peu d'huile sur les cheveux de votre bébé et verser ensuite le bicarbonate de soude sec.
- Frotter doucement les cheveux avant de les laver comme d'habitude.

■ Nettoyer les peignes, les brosses et les barrettes en plastique :

Il est aussi important pour l'hygiène des bébés d'avoir des affaires de coiffure bien propres :

Liste des ingrédients :
Solution de bicarbonate de soude

Au boulot !

- Tremper les brosses dans la solution de bicarbonate de soude tiède.
- Laisser agir quelques heures avant de les rincer.

■ Enlever des odeurs de «pipi au lit» :

Les accidents arrivent ! Il est difficile de nettoyer le matelas dans ce cas, grâce à son pouvoir absorbant le bicarbonate peut servir à enlever l'odeur d'urine. Après avoir nettoyé l'endroit avec un torchon humide :

Liste des ingrédients :
Bicarbonate de soude (autant que nécessaire)

Au boulot !

- Saupoudrer une quantité importante de bicarbonate de soude sur la tache d'urine
- Laisser agir environ 30 min et passer l'aspirateur.

■ Nettoyer les piscines et d'autres jouets gonflables :

Les moisissures causées par l'humidité peuvent être à l'origine d'allergies, de l'asthme et d'autres problèmes respiratoires. Voici une recette afin d'éviter les moisissures qui sont souvent présentes dans les piscines et dans d'autres jouets gonflables :

Liste des ingrédients :
Bicarbonate de soude (autant que nécessaire)

Au boulot !
Saupoudrer du bicarbonate de soude dans la piscine ou sur les jouets gonflables une fois qu'ils sont déjà secs, avant de les ranger.

Pour les animaux domestiques aussi !

■ Combattre les odeurs désagréables de la litière :

Voici une bonne idée pour les heureux propriétaires de chats ! C'est surtout leur urine qui laisse cette odeur acide et désagréable. Pour neutraliser cette odeur, essayez cette méthode lorsque vous nettoyez la litière :

Liste des ingrédients :
Bicarbonate de soude (autant que nécessaire)

Au boulot !
Mettre une couche de bicarbonate de soude au fond du bac, avant de verser le sable.

Changer la litière et le bicarbonate de soude régulièrement.

■ Pour des poils brillants et doux :

Si nous pouvons employer du bicarbonate de soude pour le soin de nos cheveux, nous pouvons aussi l'utiliser pour le poil de nos chiens !

Liste des ingrédients :
3 cuillerées à soupe de bicarbonate de soude par litre d'eau

Au boulot !
Ajouter le bicarbonate de soude dans l'eau du bain du chien et laver comme d'habitude.

Son poil sera encore plus frais, doux et brillant. Une autre idée, intéressante pour les jours très froids : nettoyage à sec ! Vous pouvez saupoudrer un peu de bicarbonate de soude sur le chien et le brosser ensuite. Cela va éliminer les « odeurs de chien ».

■ Maintenir l'hygiène des jouets et des gamelles :

De temps en temps, il faut aussi penser à nettoyer les jouets de votre animal domestique :

Matériel :
Un bac

Liste des ingrédients :
Solution de bicarbonate de soude.

Au boulot !
- Tremper les jouets dans une solution de bicarbonate de soude.
- Laisser agir quelques minutes.
- Frotter avec une éponge ou une brosse. Rincer.

Vous pouvez aussi laisser les gamelles trempées dans la même solution avec les jouets ! Cela aide à dégraisser. Après, il suffit de les laver normalement.

■ Nettoyer les salissures des colliers et des laisses :

A force de les utiliser, les colliers et les laisses deviennent un peu crasseux. Pour améliorer leur apparence et maintenir l'hygiène de votre animal, il suffit de les laver avec un peu de bicarbonate et de vinaigre.

Matériel :
Un bac

Liste des ingrédients :
1 cuillerée à café de bicarbonate de soude
1 cuillerée à café de vinaigre blanc

Au boulot !
- Verser le bicarbonate de soude et le vinaigre dans un bac d'eau tiède.
- Tremper le collier et la laisse dans cette solution et laisser agir quelques minutes.
- Frotter et rincer.

■ Maintenir bien propre leur panier ou leur petit coussin :

Une autre bonne idée pour votre animal : nettoyer son panier ou le coussin où il a l'habitude de dormir, il transportera avec lui moins de microbes.

Liste des ingrédients :
Bicarbonate de soude (autant que nécessaire)

Au boulot !
- Saupoudrer un peu de bicarbonate sur son coussin ou sa couverture.
- Brosser doucement et laisser agir pendant environ 15 min.
- Ensuite, passer l'aspirateur.

■ Nettoyer leurs plaies :

Le bicarbonate est aussi un ingrédient très utilisé pour le traitement des plaies. La petite blessure, la piqure ou d'autres plaies qui gênent l'animal peuvent être soignées avec des compresses de bicarbonate de soude.

Matériel :
Du coton ou de la gaze

Liste des ingrédients :
Solution de bicarbonate de soude

Au boulot !
Tremper le coton ou la gaze dans la solution de bicarbonate de soude et nettoyer la plaie.

Pour faciliter la vie en plein air

■ Nettoyer facilement le barbecue :

Rien de plus embêtant que de nettoyer un barbecue encrassé, où s'est accumulée la graisse de précédents dîners ! La graisse et les résidus de nourriture cuits et recuits sont très difficiles à enlever. Voici une recette qui va vous aider à réaliser cette tâche plus facilement :

Matériel :
Une éponge ou une brosse

Liste des ingrédients :
Pâte de bicarbonate de soude

Au boulot !
- Appliquer la pâte sur une éponge et bien frotter la grille.
- Rincer et essuyer avec un tissu.

Le bicarbonate de soude est aussi souvent utilisé pour éteindre le feu. Alors, éviter les accidents, utiliser cette méthode afin de contrôler le feu du barbecue :

Matériel :
Un vaporisateur
Liste des ingrédients :
Solution de bicarbonate de soude

Au boulot !
Mettre la solution de bicarbonate de soude dans un vaporisateur.
Lorsque les flammes sont très hautes, vaporiser cette solution à leur base.

■ Entretenir le mobilier de jardin :

Le mobilier de jardin est souvent exposé à la pluie ou au soleil. Et, il passe souvent l'hiver rangé dans la cave ou dans le garage, où il finit par moisir. Pour nettoyer et enlever les taches du mobilier de jardin :

Matériel :
Une éponge

Liste des ingrédients :
Solution de bicarbonate de soude.

Au boulot !
Tremper l'éponge dans la solution de bicarbonate de soude et procéder au nettoyage.

Voici une recette simple pour nettoyer les coussins :

Matériel :
Un aspirateur

Liste des ingrédients :
Bicarbonate de soude (autant que nécessaire)

Au boulot !
Saupoudrer un peu de bicarbonate de soude sur les coussins.
Laisser agir et passer l'aspirateur.

Cette méthode marche très bien pour éliminer les odeurs de moisissure sur les meubles qui stagnent dans un garage pendant une bonne partie de l'année.

En revanche, il ne faut jamais oublier de faire un test sur les tissus afin de vérifier que le bicarbonate ne va pas provoquer une tache en plus !

◆ *Dans le jardin*

■ Contre les parasites :

Restez bio ! Il est possible de faire partir les parasites des plantes sans utiliser de produits toxiques. Le bicarbonate de soude grâce à son pH basique, restreint l'action des champignons. Nos recettes avec du bicarbonate de soude sont les suivantes :

1ère recette

Matériel :

Un vaporisateur

Liste des ingrédients :

1 cuillerée à café de bicarbonate de soude

3 cuillerées à soupe d'huile d'olive

1 tasse d'eau tiède

Au boulot !

- Mélanger l'huile d'olive au bicarbonate de soude.
- Verser 2 cuillerées à café de ce mélange dans une tasse d'eau.
- Vaporiser cette solution sur les plantes tous les 20 jours.

2ème recette

Matériel :

Un vaporisateur

Un grand bidon (4 litres)

Liste des ingrédients :

10 g de bicarbonate de soude

40 ml d'huile horticole

4 litres d'eau

Au boulot !
Remplir le bidon d'eau, verser tous les ingrédients et mélanger.
Remplir un vaporisateur et vaporiser la solution sur les plantes.

3ème recette :
Matériel :
Un vaporisateur

Liste des ingrédients :
1 cuillerée à café de bicarbonate de soude
½ cuillerée à café de savon de Marseille liquide
1 litre d'eau

Au boulot !
- Mélanger tous les ingrédients.
- Vaporiser cette solution sur les plantes.

■ Fabriquer un fongicide pour les vignes et les rosiers :

Cette méthode a un caractère plutôt préventif. Il est donc recommandé de l'employer dès l'apparition des premiers raisins et boutons de fleur.

Matériel :
Un vaporisateur

Liste des ingrédients :
4 cuillerées à café de bicarbonate de soude
1 grand bidon d'eau (4 litres)

Au boulot !
Au moment de l'apparition des premiers raisins et boutons de rose, vaporiser cette solution, une fois par semaine pendant deux mois et également après chaque pluie.

▪ Pour des feuilles plus vertes :

Le feuillage du rosier peut devenir encore plus vert en employant cette méthode :

Matériel :
Un vaporisateur

Liste des ingrédients :
1 cuillerée à café de bicarbonate de soude
½ cuillerée à café d'ammoniaque clair
1 cuillerée à café de sel d'epsom (trouvé en pharmacie)
1 grand bidon d'eau (4 litres)

Au boulot !
Bien mélanger tous les ingrédients dans le bidon d'eau.
Vaporiser ¼ de litre sur chaque rosier.

Sel d'epsom

Le sel d'epsom est en réalité le nom populaire du sulfate de magnésium. Le magnésium est un élément très important pour la chlorophylle, le pigment des feuilles qui capte la lumière. C'est grâce au magnésium que les feuilles deviennent encore plus vertes !
Chez les humains aussi, le magnésium est bénéfique : il favorise la relaxation des muscles et des vaisseaux sanguins. A voir, un peu plus loin, la recette de bain relaxant !

▪ Eliminer les parasites des tomates :

Le bicarbonate de soude par son pH basique peut diminuer l'acidité des sols. Un sol avec un pH équilibré, décourage les parasites des plants de tomates, par exemple, tout en améliorant leur croissance :

Liste des ingrédients :
Un peu de bicarbonate de soude

Au boulot !
Saupoudrer un peu de bicarbonate de soude sur la terre qui entoure les pieds de tomate.

■ Eviter les odeurs de compostage :

Le compostage est une idée très écologique pour se débarrasser de ses déchets en créant une poubelle organique qui devient un excellent engrais. Cependant, la décomposition de la poubelle organique gère des odeurs désagréables. Le bicarbonate de soude neutralise ces odeurs :

Liste des ingrédients :
Bicarbonate de soude (autant que nécessaire)

Au boulot !
Saupoudrer du bicarbonate de soude sur le compostage au fur et à mesure qu'il augmente.

◆ *Indispensable au camping*

■ Entretenir la tente et le sac de couchage :

Pour éviter le développement de moisissures et d'odeur d'humidité, suivez cette recette avant de ranger votre sac de couchage et votre tente :

Liste des ingrédients :
Bicarbonate de soude (autant que nécessaire)
Au boulot !
Saupoudrer une quantité généreuse de bicarbonate de soude sur le sac de couchage et la tente.

■ Eviter les odeurs de placard sur le matériel de camping :

Si vous ne campez pas toute l'année et que votre matériel de camping reste une longue période dans les placards, voici la recette qui va neutraliser les odeurs désagréables qui persistent.

Liste des ingrédients :
Bicarbonate de soude (autant que nécessaire)

Au boulot !
Saupoudrer du bicarbonate de soude et laisser agir au moins une journée. Secouer ou passer l'aspirateur.

■ Nettoyer le sac isotherme et le bac à glaçons :

Une recette simple pour nettoyer et neutraliser les odeurs du sac isotherme et du bac à glaçons :

Liste des ingrédients :
Solution de bicarbonate de soude

Au boulot !
- Les tremper dans une solution d'eau tiède et de bicarbonate.
- Laisser agir pendant au moins 30 min.
- Rincer et essuyer.

■ Faire la vaisselle :

Il n'est pas évident d'apporter tous les produits ménagers au camping ! Un peu de bicarbonate peut toujours être utile pour remplacer le liquide vaisselle. Ça ne mousse pas, mais c'est efficace :

Matériel :
Une éponge ou une brosse

Liste des ingrédients :
Bicarbonate de soude (autant que nécessaire)

Au boulot !
- Humidifier avec un peu d'eau la vaisselle à laver.
- Saupoudrer de bicarbonate de soude.
- Bien frotter avec l'éponge ou la brosse et rincer

■ Faire la lessive :

En l'absence de savon, le bicarbonate est très efficace pour enlever les mauvaises odeurs et nettoyer le linge :

Liste des ingrédients :
Bicarbonate de soude (autant que nécessaire)

Au boulot !
- Mouiller les vêtements.
- Saupoudrer de bicarbonate de soude.
- Bien frotter et rincer.

S'occuper de la voiture :

■ Nettoyer les sièges :

Il est facile de salir les sièges de la voiture, mais difficile de les nettoyer ! Cette méthode vous aide à éliminer les taches et autres salissures des sièges de votre voiture :

Matériel :
Une éponge humide

Liste des ingrédients :
Pâte de bicarbonate de soude

Au boulot !

- Appliquer la pâte de bicarbonate de soude sur une éponge humide
- Frotter les salissures avec cette éponge.
- Rincer avec un peu d'eau et essuyer avec un chiffon.

Vous pouvez aussi essayer le nettoyage à sec, toujours après avoir réalisé un test pour vous assurer que le bicarbonate ne va pas décolorer ou tacher la housse des sièges :

Matériel :
Un aspirateur

Liste des ingrédients :
Bicarbonate de soude (autant que nécessaire)

Au boulot !

- Saupoudrer un peu de bicarbonate sur les taches ou salissures.
- Laisser agir et passer ensuite l'aspirateur.

■ Nettoyer le sol du garage :

Il est commun de trouver des taches d'huile provenant de la voiture, sur le sol du garage. Or, l'huile est une graisse, et est donc acide. Un peu de bicarbonate de soude permet de retirer efficacement ces taches :

Matériel :
Une brosse

Liste des ingrédients :
Bicarbonate de soude (autant que nécessaire)

Au boulot !

- Verser une bonne quantité de bicarbonate sur les tâches.
- Brosser ensuite de façon énergétique.
- Rincer.

Cette méthode fonctionne seulement pour les taches récentes, qui n'ont pas été absorbées par le sol.

■ Nettoyer les bornes de la batterie :

Les batteries de voitures contiennent de l'acide qui peut corroder ses bornes. Le bicarbonate de soude peut servir à nettoyer les bornes grâce à son pH basique.

Matériel :
Une brosse à poils durs

Liste des ingrédients :
Pâte de bicarbonate de soude

Au boulot !

- Enlever la batterie de la voiture en faisant attention à cause de son contenu acide.
- Appliquer la pâte de bicarbonate de soude sur les bornes.
- Frotter avec une brosse à poils durs.
- Après avoir nettoyé et reconnecté les bornes, passer un lubrifiant pour prévenir de la corrosion.

■ Nettoyer les phares, les vitres et les pièces en chrome :

Une excellente manière pour faire briller les phares, les vitres et le chrome de votre voiture :

Matériel :
Une éponge ou torchon

Liste des ingrédients :
Une solution de bicarbonate de soude et l'eau tiède (proportion 1:1)

Au boulot !

Tremper l'éponge ou un tissu dans cette solution de bicarbonate et procéder au nettoyage.

Les petites taches de sève d'arbre, les défécations d'oiseaux qui tombent sur la voiture peuvent aussi être enlevées facilement grâce à cette méthode.

■ Pour désodoriser :

Le bicarbonate de soude neutralise les odeurs de tabac et d'humidité, entre autres, donnant un aspect plus frais aux sièges et aux tapis de la voiture :

Matériel :

Un aspirateur

Liste des ingrédients :

Bicarbonate de soude (autant que nécessaire)

Au boulot !

- Saupoudrer un peu de bicarbonate sur les sièges et les tapis.
- Brosser les sièges pour faire bien pénétrer le produit dans les fibres du tissu.
- Laisser agir et passer l'aspirateur ensuite.

■ Laver la voiture :

Vous pouvez fabriquer votre propre détergent pour laver votre voiture :

Matériel :

Un grand bidon d'eau (4 litres)

Liste des ingrédients :

½ tasse de détergent liquide

¼ tasse de bicarbonate de soude

De l'eau tiède

Au boulot !

- Remplir le bidon avec de l'eau tiède.
- Verser dans le bidon le bicarbonate de soude et le détergent.
- Mélanger à chaque utilisation.

On peut aussi utiliser le bicarbonate de soude pour... : autres bonnes astuces

■ Avoir un marbre éclatant :

Les pièces en marbre, comme la cheminée ou le lavabo, méritent un traitement spécial ! Pour les faire briller comme jamais, sans les rayer :

Matériel :
Une éponge

Liste des ingrédients :
Bicarbonate de soude (autant que nécessaire)
Vinaigre blanc (autant que nécessaire)

Au boulot !

- Fabriquer une pâte avec le bicarbonate de soude et le vinaigre.
- Appliquer cette pâte sur le marbre et frotter très doucement avec l'éponge.
- Rincer et essuyer.

■ Faire briller l'argenterie, bijoux en argent :

Les pièces en argent méritent elles aussi de briller ! Grâce au caractère abrasif du bicarbonate, il donne du brillant, sans rayer. Trois recettes dont les résultats sont surprenants (Cf. recette suivante).

1ère recette

Matériel :

Un chiffon

Liste des ingrédients :

Bicarbonate de soude (autant que nécessaire)

Au boulot !

Saupoudrer du bicarbonate de soude sur le chiffon et brosser doucement votre argenterie.

2ème recette :

Liste des ingrédients :

Bicarbonate de soude (autant que nécessaire)

Une tranche de patate crue

Au boulot !

Saupoudrer du bicarbonate de soude sur la tranche de patate et frotter doucement votre argenterie.

La troisième recette est aussi excellente, mais attention, cette méthode peut abimer les pièces fragiles décorées avec des motifs en fentes ou en reliefs.

3ème recette

Matériel :

Une grande casserole

Un morceau de papier aluminium

Un chiffon doux

Liste des ingrédients :

1 cuillerée à café de bicarbonate de soude

1 cuillerée à café de sel

Pâte de bicarbonate de soude

Au boulot !

- Placer l'argenterie dans une casserole avec de l'eau, le bicarbonate, le sel et un morceau de papier aluminium.
- Faire bouillir pendant 3 minutes.
- Enlever l'argenterie, laisser refroidir.
- Appliquer la pâte de bicarbonate de soude et frotter avec le chiffon.

■ Rendre les casseroles et les ustensiles en cuivre plus brillants :

Une idée facile pour redonner aux accessoires en cuivre du brillant :

Liste des ingrédients :

Bicarbonate de soude (autant que nécessaire)

Vinaigre blanc (autant que nécessaire)

½ citron

Au boulot !

- Saupoudrer du bicarbonate de soude sur les ustensiles à nettoyer.
- Verser du vinaigre et laisser agir pendant 15 min.
- Frotter ensuite les ustensiles avec le citron.
- Rincer et essuyer.

■ Entretenir les accessoires de pêche :

Le bicarbonate de soude est biodégradable et non toxique. Voilà deux bons arguments pour employer cette méthode de nettoyage. Les lacs, les rivières et surtout les poissons vous remercieront !

Matériel :

Une éponge ou tissu

Liste des ingrédients :

Bicarbonate de soude (autant que nécessaire)

Au boulot !
Saupoudrer du bicarbonate de soude sur l'éponge ou tissu humide.
Rincer et essuyer.

■ Enlever la rouille des chaises et pieds de table en métal :

La rouille donne un mauvais aspect au mobilier et l'abîme. Cette recette facile vous aide à restaurer vos chaises et vos tables en éliminant la rouille et en leur ajoutant une pellicule de protection.

Matériel :
Un morceau de papier aluminium
Un chiffon ou une éponge

Liste des ingrédients :
1 cuillerée à café de bicarbonate de soude
1 cuillerée à café d'eau

Au boulot !
- Fabriquer une pâte en mélangeant le bicarbonate de soude et l'eau.
- Appliquer la pâte sur les parties métalliques du mobilier et ensuite les frotter avec la feuille de papier aluminium.
- Nettoyer avec un chiffon ou une éponge.

■ Enlever la rouille des verrous des portes :

Matériel :
Une brosse
Un chiffon ou une éponge

Liste des ingrédients :
Bicarbonate de soude (autant que nécessaire)
Vinaigre blanc (autant que nécessaire)

Au boulot !
- Saupoudrer du bicarbonate sur le verrou ; verser ensuite du vinaigre.
- Brosser et nettoyer avec un chiffon ou une éponge.

■ Avoir un placard bien frais :

Vous pouvez fabriquer de petits sachets pour éliminer les mauvaises odeurs dans vos placards, sans altérer vos ingrédients.

Matériel :
Un bout de tissu ou un filtre de café
Un ruban

Liste des ingrédients :
1/3 tasse de bicarbonate de soude

Au boulot !
Verser le bicarbonate de soude au centre du bout de tissu pour l'attacher ensuite avec le ruban afin de fabriquer un sachet. Ou, verser le bicarbonate dans le filtre à café et l'attacher avec le ruban.
Placer les sachets dans le placard.

■ Nettoyer les touches du piano ou du clavier :

Les touches du piano deviennent naturellement jaunes avec le temps, il n'y a rien à faire. Pour retarder cela le plus longtemps possible, il faut les nettoyer régulièrement. L'avantage du bicarbonate de soude est qu'il n'abîme pas les touches puisqu'il est un élément naturel. Par contre, nettoyer un piano est un travail délicat. Lorsque vous nettoyez entre les touches, il faut faire bien attention à ne pas laisser couleur la solution à l'intérieur du piano :

Matériel :
Deux chiffons doux

Liste des ingrédients :
Pâte de bicarbonate de soude

Au boulot !
- Appliquer un peu de pâte de bicarbonate sur les touches et les nettoyer, une à une, doucement avec le chiffon.
- Essuyer avec l'autre chiffon.

■ Laver les pinceaux et les rouleaux à peinture :

Il n'est pas évident d'enlever la peinture des pinceaux et des rouleaux usager, avec cette méthode cela devient un jeu d'enfant !

Matériel :

Une grande casserole

Liste des ingrédients :

1 tasse de bicarbonate de soude

1/4 tasse de vinaigre blanc

1 litre d'eau

Au boulot !

Faire bouillir les pinceaux et les rouleaux dans une solution d'eau, de bicarbonate et de vinaigre.

■ Combattre les fourmis indésirables :

Le bicarbonate de soude aide aussi à éliminer les indésirables petites fourmis qui fréquentent la cuisine :

Liste des ingrédients :

Bicarbonate de soude (autant que nécessaire)

Au boulot !

Repérer l'endroit par où les fourmis sortent (les coins de murs, les plinthes, etc.) et appliquer du bicarbonate de soude. Il n'y a pas de danger pour vos enfants... Ce n'est pas toxique, ni polluant, contrairement aux insecticides en vente dans les supermarchés.

Les vertus du bicarbonate : recettes de beauté et remèdes de grand-mères

Une autre façon d'utiliser le bicarbonate de soude : les cures et les recettes de beauté et d'hygiène. Quels sont les bienfaits du bicarbonate ? Quelles sont ces fameuses recettes de grand-mères ? Le bicarbonate peut soulager différents maux. I

Allez chercher votre boîte de bicarbonate de soude et amusez-vous avec ces recettes de beauté et ces remèdes indémodables, ils vont vous changer la vie !

Les huiles essentielles

Les huiles essentielles sont des essences extraites des végétaux grâce au procédé de la distillation. Ce sont des sources d'odeurs caractéristiques très recherchées pour leur puissance et pour leurs propriétés thérapeutiques. Pour que leurs propriétés puissent avoir un effet optimal, ces huiles doivent être très concentrées et biologiques.

Les huiles essentielles possèdent de nombreux principes actifs, leur concentration est telle qu'on ne la retrouve pas dans la nature.
Leur composition chimique est très complexe et certaines de ces huiles peuvent même être cancérigènes si elles sont mal employées. Pour cette raison, l'usage abusif des huiles essentielles peut se révéler dangereux...
La quantité d'huile essentielle que nous indiquons dans nos recettes n'est jamais

très importante. Cependant, mieux vaut suivre quelques conseils, avant de les utiliser :
Comme le commerce des huiles essentielles n'est pas réglementé, il faut faire attention à ne pas acheter de produit frelaté ! Achetez-les dans des boutiques de confiance et veillez à ce qu'elles soient issues de l'agriculture biologique.
Respecter les dosages des recettes ou ceux indiqués par le fabricant d'huiles.
Eviter le contact des huiles essentielles avec les muqueuses (yeux, nez, etc.).
Si jamais, par accident, quelques gouttes d'huile se projettent dans vos yeux sur les muqueuses, ne jamais les rincer avec de l'eau (cela va empirer, car elles ne se diluent pas dans l'eau) ; rincer avec une huile végétale.
NE JAMAIS LAISSER LES HUILES ESSENTIELLES A LA PORTEE DES ENFANTS, NI DES ANIMAUX, car elles peuvent agir comme un poison.
Elles sont à éviter par précaution par les femmes enceintes et les enfants de moins de 3 ans.

Ces conseils peuvent paraître alarmistes, le but n'est pas de faire peur. C'est juste une façon de garantir que ces huiles vous feront du bien et pas de mal !

Les soins corporels et l'hygiène personnelle

■ Se faire un bain relaxant :

Prendre un bon bain après une journée fatigante est une bonne manière de se relaxer. Et si vous n'avez pas de sels de bain chez vous, le bicarbonate de soude peut parfaitement les remplacer ! Le bicarbonate de soude adoucit l'eau, votre peau deviendra toute douce. Il suffit de suivre une de ces recettes :

1ère recette :

Liste des ingrédients :

½ tasse de bicarbonate de soude
8 gouttes d'huile essentielle (au choix : lavande, citron)
Savon liquide

Recette :

Mélanger dans une bouteille un peu de savon liquide et les gouttes

d'huile essentielle. Agiter. Ajouter à votre bain du bicarbonate de soude et le liquide parfumé.
Attention : utiliser les huiles essentielles selon les indications du fabricant.

2ème recette :

Liste des ingrédients :

2 cuillerées à soupe de bicarbonate de soude
2 cuillerées à soupe de poudre de cacao
4 cuillerées à soupe de lait en poudre
1 cuillerée à soupe de cannelle en poudre

Recette :

- Mélanger tous les ingrédients dans un bol.
- Garder dans une boîte hermétique et à chaque bain, mélanger 2 cuillerées à soupe de ce mélange à l'eau chaude de votre bain.

3ème recette :

Liste des ingrédients :

1 litre de lait végétal
100 g de bicarbonate de soude
2 cuillerées à soupe de miel
1 cuillerée à soupe d'argile blanche
10 ml d'huile végétale, de sésame par exemple
8 gouttes d'huile essentielle, de rose, de géranium, de néroli ou de petit-grain

Recette :

- Mettre l'argile blanche et le bicarbonate au fond de la baignoire. Faire couler un bain chaud.
- Ajouter l'huile végétale et l'huile essentielle de votre choix.
- Ajouter le miel et le lait.
- Mélanger l'eau avec les mains avant de rentrer dans le bain.

Attention : utiliser les huiles essentielles selon les indications du fabricant.

4ème recette :

Liste des ingrédients :

1 tasse de bicarbonate de soude

1 tasse de sel de mer

1 tasse de sel d'epsom

Recette :

- Dans un bol, mélanger tous les ingrédients.
- Pendant que votre bain est en train de couler, verser les ingrédients lentement pour leur permettre de se dissoudre complètement dans l'eau.

■ Se faire un bain de pieds ou une manucure :

Si vous n'avez pas de baignoire, il existe d'autres méthodes reposantes pour relaxer votre corps. Rien ne vaut, par exemple, un bon bain de pieds !

Liste des ingrédients :

2 cuillerées à soupe de bicarbonate de soude

Recette :

Diluez le bicarbonate de soude dans l'eau du bain de pied.

Vous allez voir comme cela relaxe !

> Pour avoir les pieds plus doux :

Matériel :

Une éponge végétale ou une pierre ponce

Liste des ingrédients :

Pâte à bicarbonate de soude

Recette :
- Appliquer la pâte de bicarbonate sur vos pieds.
- Ensuite, frotter les pieds avec l'éponge végétale ou la pierre ponce.

La peau morte partira et vos pieds seront très doux et beaux.

Une recette similaire pour vous aider à soigner aussi vos mains, de façon à permettre la manucure plus facile :

Liste des ingrédients :
Solution de bicarbonate de soude.

Recette :
- Tremper vos mains dans une solution tiède de bicarbonate.
- Laisser reposer les mains pendant 10 min avant de faire la manucure.

Les odeurs de pied, c'est fini ! Le bicarbonate de soude neutralise les odeurs désagréables :

Liste des ingrédients :
Bicarbonate de soude (autant que nécessaire)

Recette :
Saupoudrer du bicarbonate de soude sous les semelles des chaussures et laisser jusqu'au lendemain.

Eviter de verser du bicarbonate directement sur le cuir. Le cuir peut éventuellement s'assécher.
Cette méthode combat aussi le développement de champignons.

La pâte de bicarbonate de soude peut aussi servir comme un savon pour les mains (Cf. recette suivante).

Liste des ingrédients :

Pâte à bicarbonate de soude

Recette :

- Appliquer la pâte de bicarbonate sur les mains, les frotter l'une contre l'autre.
- Rincer.

Une bonne idée : ajouter une cuillerée à soupe de bicarbonate de soude dans votre savon liquide et le laisser dans la cuisine. Après avoir coupé de l'ail ou de l'oignon, vous pourrez ainsi vous laver les mains avec ce savon. Le bicarbonate de soude élimine les odeurs persistantes.

■ Pour se faire un peeling doux au visage :

La pâte de bicarbonate de soude est excellente pour enlever les peaux mortes du visage. Le principe est le même que pour le bain de pieds, mais ici une éponge serait beaucoup trop agressive :

Liste des ingrédients :

Pâte à bicarbonate de soude

Un peu d'huile ou de crème pour le visage

Recette :

- Mélanger la pâte de bicarbonate de soude avec un peu d'huile ou de crème pour le visage.
- Appliquer la pâte sur votre visage, en massant doucement.
- Bien rincer.

Cette recette marche aussi avec de l'huile d'olive. Essayez aussi de faire un peeling sur les coudes pour retrouver une peau de bébé !

Attention : ne faites pas de peeling plus d'une fois par semaine. Cela enlève les peaux mortes, mais aussi la pellicule graisseuse naturelle de l'épiderme qui protège votre visage.

■ Prendre soin de sa bouche :

Le bicarbonate fait partie de la composition de nombreux dentifrices. Il neutralise les acides qui se forment suite à la décomposition des restes de nourriture coincés entre les dents. Ces acides doivent être combattus, car ils s'attaquent à l'émail des dents. Le bicarbonate de soude à une double action puisqu'il blanchit les dents grâce à ses propriétés abrasives. Il y a deux façons de l'employer pour notre hygiène orale :

Pour rafraichir l'haleine, en éliminant les odeurs désagréables causées par l'ingestion de nourriture de caractère acide, par exemple l'ail et l'oignon, ou des aliments fortement basiques, comme le poisson :

Liste des ingrédients :
1 cuillerée à café de bicarbonate de soude
1 verre d'eau

Recette :
Diluer le bicarbonate de soude dans l'eau.
Faire un bain de bouche avec cette solution.

Pour blanchir les dents :

Liste des ingrédients :
Bicarbonate de soude (autant que nécessaire)

Recette :
Humidifiez la brosse à dents, saupoudrez un peu de bicarbonate et brossez les dents comme avec un dentifrice classique.

Attention : ce procédé ne doit pas être réalisé plus qu'une fois par semaine ; le bicarbonate de soude est abrasif et peut irriter les gencives ! Si vos gencives sont douloureuses ou fragilisées, arrêtez l'utilisation du bicarbonate et consultez un dentiste.

Pour fabriquer votre dentifrice artisanal :

1ère recette :

Liste des ingrédients :

1 cuillerée à café de bicarbonate de soude

1 cuillerée à café d'argile verte en poudre

Quelques clous de girofle

Recette :

- Mélanger dans un bol, le bicarbonate de soude et l'argile verte.
- Ecraser les clous de girofle à l'aide d'un pilon. Verser la poudre de clous de girofle dans le bol.
- Ajouter petit à petit l'eau en remuant, jusqu'à obtenir la consistance d'une pâte.
- Garder la pâte dans un récipient hermétique et l'utiliser comme dentifrice.

Quand on travaille avec les argiles, il est recommandé d'utiliser une spatule en bois. Le contacte avec le métal peut modifier le caractère de l'argile.

2ème recette :

Liste des ingrédients :

1 cuillerée à café de bicarbonate de soude

1 cuillerée à café de sel de mer fin

1 cuillerée à café de gingembre en poudre

3 cuillerées à soupe d'argile blanche fine en poudre

2 cuillerées à soupe de glycérine végétale (en pharmacie)

2 gouttes d'huile essentielle de menthe poivrée

Recette :

Mélanger tous les ingrédients dans un bol.

Garder la pâte dans un bocal et l'utiliser comme un dentifrice.

Quand on travaille avec de l'argile, il est recommandé d'utiliser une spatule en bois. Le contact avec le métal peut changer le caractère de l'argile.
L'argile et le bicarbonate de soude ont de nombreuses qualités bénéfiques pour les dents. Ils aident à la cicatrisation, ils enlèvent les odeurs désagréables et ce sont des produits naturels. Néanmoins, ils sont aussi abrasifs. Utiliser ces dentifrices au maximum 2 fois par semaine. Faites un test avant, pour voir si vous vous adaptez bien à ce produit ou parlez-en à votre dentiste. Si vous sentez vos gencives douloureuses ou si elles sont irritées, arrêtez l'utilisation et consultez un dentiste.
Les dentifrices artisanaux ne durent pas longtemps. N'hésitez pas à jeter la couche supérieure, si elle a un aspect bizarre. Vous pouvez aussi faire la recette à petite dose pour essayer.

Les argiles

L'argile est une roche sédimentaire composée de minéraux qui lui confèrent de nombreuses propriétés. Son usage date de millions d'années. L'argile est très employée dans les cosmétiques et dans les cures.
Entre autres qualités, l'argile blanche aide la cicatrisation et l'argile verte, la désinfection.

■ Prendre soin de ses cheveux :

Les gels, les laques, les mousses et même les shampoings et les après-shampoings laissent des résidus sur les cheveux qui les alourdissent. Pour enlever ses résidus et rendre les cheveux plus doux et brillants :

Liste des ingrédients :
1 cuillerée à café de bicarbonate de soude

Recette :
Ajouter une fois par semaine à votre shampoing le bicarbonate de soude et faire comme d'habitude.

Les peignes et brosses à cheveux seront bien propres et nettoyés ainsi :

Liste des ingrédients :
Solution de bicarbonate de soude

Recette :
Tremper les brosses dans la solution de bicarbonate de soude tiède.
Laisser agir quelques heures avant de les rincer.

■ Désodoriser :

Le bicarbonate de soude remplace le déodorant, en éliminant vraiment les odeurs au lieu de les cacher :

Liste des ingrédients :
Bicarbonate de soude (autant que nécessaire)

Recette :
Appliquer un peu de bicarbonate de soude sous les bras.

■ L'après-rasage :

La solution de bicarbonate de soude fait un excellent baume après-rasage. Cette solution élimine la sensation de feu après le rasage et rend la peau plus douce :

Liste des ingrédients :
1 cuillerée à soupe de bicarbonate de soude
1 verre d'eau tiède

Recette :
Diluer le bicarbonate de soude dans le verre d'eau tiède.
Appliquer la solution sur le visage.

En cure

■ Combattre l'acidité de l'estomac :

L'un des usages les plus populaires du bicarbonate de soude est celui d'antiacide stomacal. Voici une fameuse recette de grand-mère :

Liste des ingrédients :
½ cuillerée à café de bicarbonate de soude
½ verre d'eau
Recette :
Diluer complètement le bicarbonate de soude dans l'eau.
Boire la solution d'un seul trait.

Attention : évitez cette recette si vous suivez une diète spéciale dans laquelle le sodium doit être restreint (régime sans sel). Si vous prenez des médicaments, mieux vaut vérifier les interactions avec votre médecin. Les personnes qui ont des problèmes de cœur et de circulation sanguine ou les femmes enceintes ne doivent pas non plus prendre de bicarbonate de soude sans avoir consulté un médecin au préalable. L'effet antiacide du bicarbonate n'est pas recommandé aux enfants de moins de 5 ans.

Les eaux bicarbonatées

Les eaux minérales naturelles qui possèdent du bicarbonate de soude sont appelées « eaux bicarbonatées ». Ces eaux peuvent être bonnes pour la santé en raison de leur caractère alcalin. En effet, aujourd'hui, notre alimentation quotidienne possède un taux de graisse trop important. Nous mangeons beaucoup plus de viandes, d'œufs, de fritures qu'autrefois et pas assez de fruits et de légumes. C'est justement le métabolisme des sels organiques des végétaux qui, en produisant du bicarbonate de soude, aide à la digestion des protéines animales. Le bicarbonate de soude favorise l'équilibre du métabolisme.

Bien évidemment, boire de l'eau bicarbonatée ne va pas remplacer les fruits et les légumes ! Toutefois, cela peut aider ceux qui ont des problèmes digestifs dus à une diète trop acide. En tout cas, si le problème est chronique, mieux vaut consulter un médecin.

■ Soulager les eczémas de la peau

Le bicarbonate de soude aide aussi à soulager les piqûres d'insectes et les brûlures dues à un coup de soleil :

1ère recette :

Liste des ingrédients :

Pâte de bicarbonate de soude

De la gaze ou du coton

Recette :

Appliquer la pâte de bicarbonate de soude sur la gaze ou le coton. Faire des compresses sur la piqûre ou la brûlure et laisser agir jusqu'à ce que la compresse soit bien sèche.

2ème recette :

Liste des ingrédients :

1/4 tasse à thé de bicarbonate de soude

1/2 tasse à thé de maïzena

Recette :

Dans un bain d'eau tiède, verser le bicarbonate de soude.

Si vous êtes allergique aux piqures d'insectes ou que les eczémas sont très importants, allez vite voir un médecin. L'allergie peut être dangereuse ! De même pour les brulures dues aux coups de soleil : si vous n'arrivez pas à vous sentir soulagé ou si vous avez de la fièvre, filez vite à l'hôpital !

■ Soulager les maux de gorge :

Liste des ingrédients :
1 cuillerée à café de bicarbonate de soude
1 cuillerée à café de sucre brun
1 cuillerée à café de sel
1 verre d'eau tiède
Recette :
Diluer tous les ingrédients dans le verre d'eau tiède.
Faire un gargarisme avec cette solution.

■ Soigner les aphtes :

Les aphtes sont ces petits ulcères douloureux qui se forment à l'intérieur des lèvres ou des parois buccales. Si vous en avez souvent, cela peut provenir d'un problème d'acidité excessive de l'estomac. Dans ce cas, il vaut mieux consulter un médecin pour connaître les causes du problème. Il y a aussi des aphtes qui apparaissent de façon sporadique. Pour ceux-là, le bicarbonate de soude peut être très utile ! Il est vrai que cette cure pique un peu au départ, mais elle vaut la peine d'être essayée :

Liste des ingrédients :
Une pincée de bicarbonate de soude

Recette :
Appliquer une pincée de bicarbonate de soude sur l'aphte.

■ déboucher le nez du bébé :

Une bonne idée pour déboucher le nez du bébé, sans avoir besoin d'employer des médicaments traditionnels :

Matériel :
Un flacon avec un compte-gouttes (à acheter en pharmacie)

Liste des ingrédients :

¼ cuillerée à café de bicarbonate de soude

½ cuillerée à café de sel fin de table

1 verre d'eau bouillante

Recette :

Diluer le bicarbonate de soude et le sel dans l'eau tiède.

Remplir le flacon et attendre que la solution soit froide pour l'utiliser.

Administrer seulement une ou deux gouttes à la fois. Vous pouvez consulter votre médecin afin de savoir combien de fois par jour vous pouvez appliquer cette cure.

Le bicarbonate de soude dans l'art culinaire : en levure ou antiacide, c'est pratique !

On trouve surtout le bicarbonate de soude au rayon cuisine des supermarchés, et plus particulièrement au rayon pâtisserie, mais parfois aussi aux côtés des épices. En effet, son usage le plus répandu reste en cuisine ! Il sert toujours à la confection des gâteaux, des biscuits et d'autres délices sucrés.
Avant que l'usage du bicarbonate de soude en cuisine soit devenu si populaire, il fallait se servir de ses muscles pour faire gonfler la pâte d'un gâteau ! La formule pour avoir un beau gâteau était physique : malaxer longuement et énergiquement la pâte, pendant une longue période, pour que l'air puisse pénétrer dans le mélange, en ajoutant un ferment biologique (champignons - levain). Même si la pâte gonfle grâce à cette méthode, elle reste toujours lourde et dense. Les premiers à avoir utilisé le bicarbonate de soude en cuisine ont permis de révolutionner le monde de la pâtisserie ! Ensuite a été créée la levure chimique afin de faciliter la vie des pâtissiers et des gourmands !

La levure chimique, connue aussi sous le nom de « poudre à lever », est un produit fondamental pour créer de délicieux gâteaux, cookies et d'autres gourmandises. En réalité, bicarbonate de soude et levure chimique possèdent des propriétés similaires. Ils aident les pâtes à grossir et à devenir légères et moelleuses. Pourquoi alors utiliser l'un plutôt que l'autre ?

Cela dépend tout d'abord des ingrédients utilisés dans chaque recette. S'il y a tout ce qu'il faut pour que le bicarbonate de soude puisse réagir, et libérer le gaz, cela revient au même d'utiliser l'un ou l'autre. La levure chimique contient d'ailleurs du bicarbonate de soude, mais elle contient aussi de l'acide tartrique. Cet acide est un élément qui déclenche une réaction entraînant la libération du dioxyde de carbone. C'est ce gaz qui provoque le gonflement de la pâte et donne son aspect aéré. Quand vous coupez un gâteau bien moelleux, il est possible de voir les petites alvéoles qui se sont formées suite à la libération de ce gaz carbonique. Sans cela, les gâteaux ne gonfleraient pas et seraient lourds. La levure chimique est plus adaptée dans les recettes qui n'ont pas d'ingrédients acides, comme le lait ou le miel. Si dans la recette, il y a des composants acides en quantité suffisante pour assurer l'activation du bicarbonate de soude, il peut tout à fait remplacer la levure chimique. D'autant plus, qu'il enlève l'arrière-goût de quelques ingrédients qui peuvent s'avérer trop acides dans les sucreries, comme le citron ou l'orange. Pour cette raison, il est assez commun de trouver des recettes où l'usage de la levure chimique et du bicarbonate de soude est combiné.

Et, en parlant d'acidité..., voilà une bonne raison pour utiliser le bicarbonate de soude aussi dans les recettes salées ! La sauce tomate qui laisse un arrière-goût amer à la gorge, la sauce salade ratée, car on a eu la main lourde sur le vinaigre ou la moutarde, la sauce pour le poisson avec trop de citron, toutes ces sauces peuvent être corrigées avec une pincée de bicarbonate de soude !

... Astuce ...

Les secrets de base du bicarbonate

- Une pincée de bicarbonate de soude peut retirer l'acidité des sauces qui ont mal tournées.

- L'acidité de certains légumes, comme les feuilles de moutarde, disparaît en rajoutant un petit peu de bicarbonate de soude pendant la cuisson.

- Laver les légumes et les salades avec 2 cuillerées de bicarbonate de soude aide à éliminer les résidus agrotoxiques, pesticides et autres saletés indésirables.

- Le bicarbonate de soude est très utilisé dans la confection de gelées et de pâte à fruit : il empêche la cristallisation du sucre.

- En ajoutant un petit peu de bicarbonate de soude dans les recettes de confiture ou les gelées de fruits rouges ou de rhubarbe, la quantité de sucre nécessaire diminue : le bicarbonate coupe l'acidité des fruits !

- Ajouter une pincée de bicarbonate de soude dans l'eau, aide à équilibrer son pH et à faire un café plus savoureux.

Mais attention : il est vrai que les légumes cuits avec un peu de bicarbonate de soude deviennent plus colorés. Néanmoins, le bicarbonate de soude peut changer la structure des vitamines. Il ne faut donc pas en abuser ! L'esthétique des légumes est secondaire ! Utilisez le bicarbonate de soude surtout comme levure ou pour réduire l'acidité des fruits ou des sauces. Pour les légumes secs, comme les fèves, haricots et lentilles, l'usage du bicarbonate de soude est intéressant pour réduire les troubles gastriques pétaradants...

Les gâteaux et autres délices moelleux

Gâteau métis

Temps de préparation : 30 minutes
Temps de repos : aucun
Temps de cuisson : 45 minutes
Recette pour 15 personnes

200 g de beurre
250 g de sucre
½ tasse de miel liquide
4 œufs
2 cuil. à soupe de cannelle en poudre
400 g de farine de blé
1 ½ tasse de lait
1 cuil. à café de bicarbonate
200 g de raisins secs

- Séparer les jaunes des blancs d'œuf et monter les blancs en neige.
- Dans un autre récipient, mélanger bien le beurre avec le sucre et le miel.
- Ajouter les jaunes d'œuf et fouetter l'ensemble pour faire mousser.
- Ajouter peu à peu la cannelle, la farine de blé et les blancs d'œuf en neige délicatement. Bien mélanger jusqu'à ce que l'ensemble soit homogène.
- Ajouter le bicarbonate de soude et les raisins secs.
- Verser la pâte dans un moule beurré et mettre au four préchauffé pendant 45 min à 180 degrés.

Attention : le temps de cuisson peut varier selon le four utilisé. Pour vous assurer que le gâteau est bien cuit, plantez un couteau dans la pâte : s'il en ressort sec, cela veut dire que votre gâteau est prêt ! Cette astuce est valable pour toutes les recettes de gâteau que nous présentons ici.

Gâteau de gingembre avec des graines de lin

Temps de préparation : 30 minutes
Temps de repos : aucun
Temps de cuisson : 40 minutes
Recette pour 12 personnes

60 ml d'huile de maïs
60 ml de lait
1 tasse de farine de blé complète
2 cuil. à soupe de graines de lin moulues
200 g de miel
2 ½ cuil. à soupe de gingembre moulu
1 cuil. à café de cannelle en poudre
1 cuil. à café de clous de girofle en poudre ou moulus
2 cuil. à café de bicarbonate
½ cuil. à café de sel
½ verre d'eau tiède

- Dans un bol, mélanger tous les ingrédients sauf le bicarbonate de soude, l'eau et la farine.
- Dans le verre d'eau tiède, verser le bicarbonate de soude et bien mélanger jusqu'à ce qu'il soit complètement dissout.
- Verser le contenu du verre dans le bol.
- Ajouter la farine préalablement tamisée, petit à petit, en remuant la pâte pour ne pas former de grumeaux.
- Verser la pâte dans un moule beurré et mettre au four préchauffé pendant 40 min environ à 180 degrés.

Gâteau Halloween
(au potimarron et au chocolat)

Temps de préparation : 30 minutes
Temps de repos : aucun
Temps de cuisson : 40 minutes
Recette pour 15 personnes

Pour la pâte :
1 ½ tasse de farine de blé
1 tasse de sucre
2 œufs
1 tasse de potimarron coupé en cubes, déjà cuit
½ cuil. à café de cannelle en poudre
½ cuil. à café de noix muscade
½ cuil. à café de clous de girofle en poudre
1 cuil. de thé de bicarbonate
½ tasse d'huile de tournesol
1 tasse de cacahuètes non grillées
1 tasse de chocolat noir râpé

Pour la sauce :
6 cuil. à soupe de chocolat en poudre sans sucre ajouté
10 cuil. à soupe de sucre
2 cuil. à soupe de beurre
½ tasse de lait

Pâte :
- Mixer la farine de blé avec le sucre, les œufs, le potimarron cuit, la cannelle en poudre, le clou de girofle en poudre, la noix muscade et l'huile.
- Ensuite, ajouter à cette pâte le bicarbonate, le chocolat noir râpé et les cacahuètes.
- Verser la pâte dans un moule beurré et saupoudré avec un peu de farine. Mettre au four préchauffé à 180 degrés pendant 40 min.

Sauce :
- Mettre dans une casserole à chauffer le chocolat en poudre, le sucre, le beurre et le lait.
- Remuer continuellement jusqu'à ce que cela commence à bouillir.
- Verser sur le gâteau cuit démoulé.

Gâteau de fête

Temps de préparation : 30 minutes
Temps de repos : aucun
Temps de cuisson : 40 minutes
Recette pour 15 personnes

Pour la pâte :
3 tasses de farine de blé
1 tasse de chocolat en poudre sans sucre
1 tasse de beurre
4 œufs (jaunes et blancs séparés)
1 cuil. à café d'extrait de vanille
2 pots de yaourt nature
1 cuil. à spe de levure chimique
1 cuil. à café de bicarbonate

Pour la sauce :
1 pot de crème fraîche liquide
2 tasses de chocolat en poudre sans sucre
½ tasse de jus d'orange

Pâte :

- Bien mélanger les jaunes d'œufs avec le sucre et le beurre ou la margarine. Mixer jusqu'à ce que cela devienne une crème.
- Ajouter les pots de yaourt nature, l'extrait de vanille, la farine de blé tamisée, et le chocolat en poudre sans sucre. Bien mixer tous les ingrédients.
- Dans une autre terrine, préparer les blancs en neige et les ajouter ensuite à la pâte.
- Finalement, ajouter le bicarbonate et la levure chimique et bien les mélanger à la pâte.
- Verser la pâte dans un moule haut, beurré et saupoudré avec un peu de farine. Mettre au four préchauffé à 200 degrés pendant 40 min.

Sauce :

Dans une casserole, mettre le chocolat en poudre, la crème fraîche et le jus d'orange. Faire bouillir en remuant de temps en temps pendant environ 5 min. Verser sur le gâteau déjà prêt et démoulé.

Gâteau mystérieux

Temps de préparation : 30 minutes
Temps de repos : aucun
Temps de cuisson : 50 minutes
Recette pour 15 personnes

2 tasses de sucre non raffiné	*1 cuil. à spe de bicarbonate*
250 g de beurre ou margarine	*200 g de pruneaux sans noyaux*
4 œufs (jaunes et blancs séparés)	*3 bananes*
2 tasses de farine de blé	*1 tasse de lait*

- Mixer le sucre, le beurre ou la margarine et les jaunes d'œuf.
- Ajouter la farine de blé et le bicarbonate de soude et bien mélanger.
- Dans une autre terrine, écraser les pruneaux et les bananes. Ensuite, mélanger ces fruits à la pâte.
- Enfin, préparer les blancs en neige et les ajouter doucement à la pâte.
- Verser la pâte dans un moule beurré. Mettre au four préchauffé à 180 degrés pendant 50 min.

Quel est le mystère de cette recette ? Elle est sans secret et bien simple à préparer. Cependant, les personnes qui ne connaissent pas les ingrédients de cette recette pensent qu'il s'agit d'un gâteau au chocolat !
Dans cette recette aussi, il est possible de remplacer le sucre par le miel, qui apporte une saveur en plus au gâteau. Dans ce cas, vous pouvez en mettre 1 1/2 tasse, au lieu de la quantité indiquée pour le sucre. Une autre idée : utiliser du sucre brun à la place du sucre ordinaire. Cela donne une saveur un peu plus épicée à cette recette qui est superbe d'une façon ou d'une autre !

Gâteau de semoule

Temps de préparation : 20 minutes
Temps de repos : 15 minutes
Temps de cuisson : 30 minutes
Recette pour 15 personnes

Pour la pâte :
3 tasses de semoule
1 pot de yaourt nature
1 tasse de sucre ou
2/3 tasse de miel
1 tasse de beurre
1 cuil. à café de levure chimique
1 cuil. à café de bicarbonate

Pour la sauce :
3 tasses de sucre non raffiné
1 tasse d'eau
1 cuil. de jus de citron

Pour la décoration :
Des amandes, des pistaches ou des graines de sésame

Pâte :
- Bien mélanger tous les ingrédients de la pâte jusqu'à ce que l'ensemble soit homogène. Attendre 15 min.
- Verser la pâte dans un moule beurré.
- Décorer avec les amandes ou les pistaches mondées ou les graines de sésame. Mettre au four préchauffé à 180 degrés pendant environ 30 min ou jusqu'à obtenir un aspect doré.

Sauce :
Dans une casserole, mettre à chauffer le sucre et l'eau jusqu'à ébullition. Le sucre doit fondre. Ajouter le jus de citron et mélanger jusqu'à ce que la sauce devienne épaisse. Verser la sauce sur le gâteau déjà cuit.

Attention : ne pas essayer de démouler ce gâteau ! Cette recette se présente dans le moule. Pour cette raison, cela vaut le coup d'investir dans la décoration.

Gâteau indien Goulab Jamun

Temps de préparation : 15 minutes
Temps de repos : aucun
Temps de cuisson : 20 minutes
Recette pour 15 personnes

Pour la pâte :
200 g de lait entier en poudre
50 g de farine de blé
½ cuil. à café de bicarbonate
½ cuil. à café de cardamome moulue
25 g de beurre ramolli
Du lait, autant que nécessaire
Du ghee ou de l'huile pour frire

Pour la sauce :
2 cuil. à soupe d'eau de rose ou Quelques gouttes d'essence de rose
Quelques capsules de cardamome
2 tasses de sucre
4 tasses d'eau

Pâte :

- Dans un récipient, mélanger le lait en poudre, la farine, le bicarbonate de soude et la cardamome moulue.
- Ajouter le beurre ramolli et, ensuite, verser du lait chaud en quantité suffisante pour obtenir une pâte homogène et élastique.
- Avant que la pâte soit froide et dure, faire de petites boulettes d'environ 2 cm de diamètre à l'aide d'une cuillère.
- Faire frire les petites boulettes dans l'huile ou dans le ghee jusqu'à ce qu'elles deviennent bien dorées.
- Retirer les boulettes de la graisse en les égouttant bien.

Attention : le ghee ou l'huile ne doivent pas être trop chauds, sinon les boulettes peuvent brûler avant même que la pâte soit vraiment cuite.

Sauce:

Faire chauffer dans une casserole, le sucre avec de l'eau, l'eau de rose ou quelques gouttes d'essence de rose et quelques capsules de cardamome. Attendre que le sucre soit fondu et faire bouillir le sirop pendant 3 min. Plonger les boulettes dans la sauce et les laisser au minimum 2 heures avant de servir.

Plus les boulettes seront baignées dans la sauce, meilleure cette recette sera ! Vous pouvez les laisser pendant 2 jours si vous êtes capable de résister à cette merveille de la cuisine indienne.

Gâteau facile au chocolat

Temps de préparation : 20 minutes
Temps de repos : aucun
Temps de cuisson : 40 minutes
Recette pour 8 personnes

2 tasses de farine de blé	*1 cuil. de bicarbonate de soude*
2 tasses de sucre	*200 g de beurre*
1 tasse de chocolat en poudre sans sucre	*1 tasse de lait*
	3 œufs

- Dans un récipient, mélanger la farine de blé, le sucre, le chocolat en poudre et le bicarbonate de soude.
- Mettre à chauffer dans une casserole, le lait et le beurre. Bien mélanger ces ingrédients jusqu'à ce que le beurre soit fondu.
- Verser le mélange de beurre et de lait dans le bol et ajouter la farine de blé, le sucre, le chocolat en poudre et le bicarbonate de soude. Bien mélanger la pâte, en ajoutant aussi les œufs.
- Verser la pâte encore chaude dans un moule beurré. Mettre au four préchauffé à 180 degrés pendant 40 min.

Gâteau aux pommes vertes

Temps de préparation : 20 minutes
Temps de repos : aucun
Temps de cuisson : 45 minutes
Recette pour 8 personnes

4 cuil. de beurre
¾ tasse de sucre brun
2 œufs
1 tasse de lait
2 tasses de farine de blé
2 tasses de pommes vertes pelées et découpées en petits morceaux
2 cuil. de levure chimique
1 cuil. à café de bicarbonate
1 cuil. à café de cannelle en poudre
100 g de noix de coco râpé

- Mixer dans un bol, le beurre et le sucre brun jusqu'à ce qu'il prenne la consistance d'une crème.
- Ajouter les œufs et mixer.
- Ajouter ensuite le lait, la farine de blé tamisée, et continuer à mixer.
- Ajouter à la pâte la levure chimique, le bicarbonate de soude et la cannelle en poudre.
- Ajouter les pommes vertes et la noix de coco râpé.
- Verser la pâte dans un moule à cake anglais, beurré et saupoudré avec un peu de farine. Mettre au four préchauffé à 180 degrés pendant 45 min.

Gâteau sucré aux courgettes et aux noix

Temps de préparation : 30 minutes
Temps de repos : aucun
Temps de cuisson : 45 minutes
Recette pour 10 personnes

1 tasse de courgettes râpées
½ tasse de noix concassées
2 tasses de farine de blé
1 cuil. à café de cannelle en poudre
1 cuil. à café de bicarbonate
1 cuil. à café de levure chimique
3 œufs
1 tasse de sucre
ou ¾ tasse de miel
1 tasse de sucre brun
1 tasse d'huile de tournesol
1 cuil. à café de sel

- Mixer les œufs, le sucre brun, le sucre blanc ou le miel et l'huile, jusqu'à ce que cela devienne une crème.
- Dans un récipient, mélanger les ingrédients secs : la farine de blé, les noix concassées, la courgette râpée, le sel, la cannelle en poudre et le bicarbonate de soude.
- Verser la crème sur les ingrédients secs mélangés et mixer le tout, afin d'obtenir une pâte homogène.
- Verser la pâte dans un moule beurré et saupoudré avec un peu de farine. Mettre au four préchauffé à 180 degrés pendant 45 min.

Gâteau au thé noir

Temps de préparation : 20 minutes
Temps de repos : aucun
Temps de cuisson : 40 minutes
Recette pour 10 personnes

3 cuil. à soupe de thé noir
1 verre d'eau
3 œufs
½ tasse d'huile de maïs
2 tasses de sucre
20 g de confiture de fraise ou d'un autre fruit rouge
3 pommes
2 ½ tasses de farine de blé
1 cuil. à soupe de levure chimique
1 cuil. à soupe de bicarbonate
Une pincée de cannelle en poudre

- Préparer le thé dans un verre d'eau chaude.
- Attendre que le thé soit froid. Mélanger ensuite le thé froid, les œufs, la confiture de fraise, l'huile et le sucre.
- Dans un bol, tamiser ensemble la farine, le bicarbonate de soude et la cannelle en poudre. Verser les ingrédients mixés, peu à peu, dans le bol. Bien mélanger jusqu'à ce que cela devienne une pâte homogène.
- Eplucher les pommes et les couper en petits dés.
- Ajouter les dés de pomme et la levure chimique à la pâte. Bien mélanger. Verser la pâte dans un moule beurré. Mettre au four préchauffé à 180 degrés pendant environ 40 min.

Muffin de chocolat noir aux noix

Temps de préparation : 30 minutes
Temps de repos : aucun
Temps de cuisson : 25 minutes
Recette pour 10 personnes

1 tasse de sucre non raffiné
½ tasse d'huile de tournesol
3 œufs
½ tasse de chocolat en poudre
2 tasses de farine de blé
2 cuil. à café de levure chimique
1 cuil. à café de bicarbonate
1 cuil. à café de sel
½ tasse de noix
200 g de chocolat noir
Du sucre glace pour décorer

- Mixer le sucre, l'huile et les œufs jusqu'à obtenir une crème.
- Dans un récipient, bien mélanger les ingrédients secs : le chocolat en poudre, la farine, le bicarbonate de soude, la levure, le sel, les noix et le chocolat noir en petits morceaux.
- Mélanger la crème aux ingrédients secs afin que la pâte soit homogène.
- Verser la pâte dans les petits moules à muffins déjà beurrés ; les moules doivent être remplis seulement jusqu'à la moitié !
- Mettre les moules au four préchauffé à 180 degrés pendant 25 min.
- Démouler les muffins et les saupoudrer de sucre glace.

Si vous n'avez pas de moules à muffins, vous n'avez pas besoin d'en acheter pour essayer cette recette délicieuse. Il est aussi possible de faire cuire la pâte dans un simple moule rectangulaire, du type cake anglais. Mais, attention : le temps de cuisson peut changer. Pour savoir si le muffin est bien cuit, plantez un couteau dans la pâte, s'il en ressort sec, cela veut dire que votre gâteau est prêt !

Brownie au café

Temps de préparation : 20 minutes
Temps de repos : aucun
Temps de cuisson : 20 minutes
Recette pour 8 personnes

¼ tasse de sucre non raffiné
2 œufs
1 cuillerée d'extrait de vanille
150 g de chocolat noir
100 g de beurre
3 cuil. à soupe de café soluble
2 cuil. à soupe de liqueur à café
¾ tasse de farine de blé
½ cuil. à café de bicarbonate
½ cuil à café de noix concassées

- Faire fondre le chocolat noir au bain-marie.
- Ajouter le beurre également fondu au bain-marie ; bien mélanger avec le chocolat noir afin d'obtenir un ensemble homogène.
- Ajouter le café soluble et la liqueur.
- Mixer dans un autre bol, les œufs et le sucre jusqu'à ce que cela devienne une crème. Ajouter le chocolat mélangé au beurre fondu. Bien mélanger. Ajouter la farine de blé et bien mélanger la pâte.
- Enfin, ajouter le bicarbonate, le sirop de vanille et les noix concassées. Mélanger.
- Verser la pâte dans un moule rectangulaire beurré et saupoudré avec un peu de farine. Mettre au four préchauffé à 180 degrés pendant 20 min.

Pour bien savourer cette recette, vous pouvez aussi faire une sauce de chocolat noir fondu avec un peu de beurre et la verser sur le brownie déjà cuit. Avec une boule de glace à la vanille à côté et vous obtenez un dessert délicieux !

Les biscuits et d'autres bonnes idées pour le goûter

Petits carrés de gingembre

Temps de préparation : 30 minutes
Temps de repos : aucun
Temps de cuisson : 10 minutes
Recette pour 8 personnes

½ tasse de miel
3 cuil. à soupe de beurre
1 cuil. à café de maïzena
1 tasse de farine de blé
1 cuil. à café de bicarbonate
1 cuil. à café de gingembre en poudre
½ cuil. à café de sel

- Dans une casserole, chauffer le miel sans le faire bouillir. Ajouter ensuite le beurre et mélanger.
- Tamiser dans un bol à part, la maïzena, la farine de blé, le gingembre en poudre, le sel et le bicarbonate de soude. Verser ensuite les ingrédients secs sur le caramel formé par le miel et le beurre.
- Etaler le caramel sur une planche en bois, saupoudrée de farine afin d'éviter que cela colle. Couper le caramel en petits carreaux.
- Ranger les petits carreaux dans un plat ou un moule et les mettre au four préchauffé (180 degrés) pendant 10 min.

Cookies aux pépites de chocolat

Temps de préparation : 30 minutes
Temps de repos : aucun
Temps de cuisson : 10 minutes environ
Recette pour 10 personnes

2 1/4 tasses de farine de blé
1 cuil. de bicarbonate de soude
3/4 cuil. à café de sel
1 tasse de beurre ou de margarine
3/4 tasse de sucre non raffiné
3/4 tasse de sucre brun
1 cuil. à café d'extrait de vanille
2 œufs
2 tasses de pépites de chocolat
1 tasse de noix

- Mélanger dans un bol, la farine, le bicarbonate de soude et le sel.
- Dans un autre récipient, mélanger le beurre ou la margarine avec les sucres et l'extrait de vanille, jusqu'à ce que cela devienne une crème.
- Ajouter les œufs et, ensuite, verser graduellement, en mélangeant bien, les ingrédients secs : la farine de blé et le mélange de sel et de bicarbonate. Enfin, ajouter les pépites de chocolat et les noix.
- Dans un moule beurré, verser la pâte avec une cuillère : chaque cuillerée versée va former un biscuit. Il faut laisser un peu de place entre chaque cookie, sinon ils risquent de se coller entre eux.

Mettre au four préchauffé à 180 degrés pendant environ 10 min ou bien jusqu'à ce que les cookies soient dorés.

Une alternative : dans cette recette nous pouvons remplacer le sucre blanc par du miel. Si vous préférez cette version, au lieu de 3/4 tasse de sucre, mettez 1/2 tasse de miel. Pour enlever l'acidité du miel, ajouter 1/2 cuillerée à café de bicarbonate de soude. Le résultat est irrésistible !

Spéculoos

Temps de préparation : 20 minutes
Temps de repos : 12 heures
Temps de cuisson : 20 minutes environ
Recette pour 20 personnes

1 kg de farine de blé
600 g de sucre brun
375 g de beurre ou de margarine
1 cuil. à café de bicarbonate de soude
1 cuil. à café de cannelle en poudre
1 cuil. à café d'un mélange de 4 épices : clous de girofle, muscade, gingembre et anis
150 g de lait
300 g d'amandes broyées

- Dans un bol, mélanger le sucre brun, les épices, la cannelle et les amandes. Ajouter le beurre fondu et le lait. Bien mélanger.
- Verser la farine petit à petit, en la tamisant. Mélanger avec l'aide d'un fouet.
- Ajouter le bicarbonate de soude à la pâte, bien mélanger et laisser la pâte reposer pendant 12 heures.
- Diviser la pâte en 3 boules. Etaler la première boule sous le plan de travail, en utilisant un rouleau à pâtisserie, afin d'obtenir une feuille d'environ 3 mm d'épaisseur.
- Couper cette feuille en morceaux rectangulaires de 3X4 cm. Il est aussi possible d'utiliser de moules à biscuits de votre choix. Procéder de la même manière avec les 2 boules de pâtes qui restent.
- Placer les biscuits sur une plaque de cuisson beurrée et recouverte d'une feuille de cuisson. Mettre la plaque au four préchauffé à 180 degrés pendant 10 minutes.
- Laisser refroidir et ranger les biscuits dans une boîte.

Petits biscuits

Temps de préparation : 30 minutes
Temps de repos : aucun
Temps de cuisson : 25 minutes
Recette pour 8 personnes

2 ½ tasses de farine de blé
1 tasse de sucre
½ tasse de sucre brun
1 tasse de beurre ou margarine
1 œuf
1 cuil. à café de sel
1 cuil. à café de bicarbonate
1 cuil. à café de rhum
1 tasse de noix cassées
1 tasse de chocolat noir cassé ou de pépites de chocolat

- Verser dans un récipient, la farine, le sucre, le sucre brun, le sel, le beurre ou la margarine, l'œuf et le rhum.
- Mélanger ces ingrédients avec les mains jusqu'à ce que cela devienne une pâte homogène.
- Ajouter le bicarbonate de soude et mélanger la pâte de nouveau. Verser ensuite sur la pâte les noix cassées et le chocolat noir cassé ou en pépites.
- Couper des petits morceaux de pâte pour en faire de petites boules avec les mains. Ensuite, modeler les petites boules en les écrasant doucement avec le pouce, une par une ; les biscuits doivent avoir une forme de disque.
- Placer les petits disques dans un moule beurré et saupoudré avec un peu de farine. Mettre au four préchauffé à 180 degrés pendant 25 minutes.

Si vous préférez, vous pouvez étaler la pâte à l'aide d'un rouleau et utiliser un moule à biscuits. Dans ce cas, les biscuits peuvent avoir différents formats, selon les moules : rond, étoile, ourson, petit ange, etc.

Les pains sucrés et salés

Pain suédois

Temps de préparation : 15 minutes
Temps de repos : aucun
Temps de cuisson : 15 minutes environ
Recette pour 8 personnes

1 tasse de lait
2 tasses de farine de blé complet
1 cuil. à soupe de jus de citron
1 cuil. à café de bicarbonate de soude
2 cuil. à soupe de beurre ou margarine
½ tasse de chapelure

- Mélanger avec les mains le lait, le jus du citron, le bicarbonate de soude et le beurre ou la margarine.
- Ajouter la farine de blé et la chapelure, jusqu'à ce que la pâte se décolle des mains.
- Etaler la pâte, la plus fine possible, entre deux feuilles plastiques saupoudrées avec de la farine.
- Retirer le plastique et couper la pâte en rectangles.
- Placer les rectangles sur un moule beurré et saupoudré avec un peu de farine. Mettre dans le four préchauffé à 180 degrés pendant 15 minutes environ ou jusqu'à que ça soit bien croustillant.

Pain irlandais

(soda bread)

Temps de préparation : 15 minutes
Temps de repos : aucun
Temps de cuisson : 40 minutes environ
Recette pour 8 personnes

250 g de farine de blé
250 g de farine de blé complet
1 cuil. à café de bicarbonate de soude
1 cuil. à café de sel fin
40 cl de lait Ribot
30 g de beurre
1 cuil. à café de crème de tartre (pharmacie ou boulangerie)

- Mélanger dans un bol, les farines, le bicarbonate de soude et le sel.
- Ajouter le lait Ribot, la crème de tartre et le beurre. Bien mélanger jusqu'à obtenir une pâte molle.
- Verser la pâte sur un plan de travail fariné. Confectionner un disque d'environ 12 centimètres de diamètre.
- Beurrer une plaque de cuisson.
- A l'aide d'un couteau, faire une incision sur le disque en forme d'une croix.
- Placer le disque sur la plaque de cuisson et la mettre dans le four préchauffé à 190 degrés pendant 40 min ou jusqu'à que le pain soit doré. Manger chaud.

Bretzel alsacien

Temps de préparation : 20 minutes
Temps de repos : 2 heures
Temps de cuisson : 10 minutes environ
Recette pour 6 personnes

300 g de farine
½ cuil. à soupe de sel fin
Du gros sel autant que nécessaire
25 g de bicarbonate de soude
10 g de levure de boulanger
50 g de beurre

Préparer la levure de boulanger :

- Dissoudre la levure dans 10 cl d'eau ou de lait tiède. Des 300 g de farine, en prendre 2 cuillerées pour les mélanger à la solution de levure. Bien mélanger et couvrir d'un torchon. Cette espèce de pâte doit doubler de volume.
- Dans un récipient, mélanger la farine restante et le beurre. Ajouter de l'eau ou du lait (ou moitié, moitié), jusqu'à que cela devienne une pâte élastique.
- Bien mélanger cette pâte et ajouter la levure préparée. Couvrir le récipient avec un torchon et laisser reposer la pâte pour 2 heures.

Confectionner les bretzels :

- Prélever une petite boule de la pâte et la rouler en forme de boudin ; les boudins doivent avoir environ 40 cm de longueur. Fabriquer avec chaque boudin un bretzel : prendre un boudin par leurs extrémités et les tourner vers l'intérieur, comme un cœur dont les extrémités se touchent au milieu.
- Laisser reposer les bretzels pendant 20 min.
- Mettre les bretzels quelques minutes au frais ; juste le temps nécessaire pour que la pâte se consolide un peu.

- Dans une casserole, faire bouillir 1 litre d'eau et le bicarbonate de soude. Laisser la solution tiédir.
- Plonger les bretzels dans la solution tiède et attendre qu'ils remontent à la surface.
- Placer les bretzels dans une plaque beurrée et les saupoudrer de gros sel. Mettre au four préchauffé à 300 degrés pendant 10 minutes environ.

Pain de banane avec des noix

Temps de préparation : 20 minutes
Temps de repos : 40 minutes
Temps de cuisson : 40 minutes environ
Recette pour 12 personnes

¼ tasse de beurre
½ tasse de sucre
1 œuf
2 bananes écrasées avec une fourchette
2 cuil. à soupe d'eau
2 tasses de farine de blé
3 cuil. à spe de levure biologique
½ cuil. à soupe de sel fin
½ cuil. à soupe de bicarbonate
2 cuil.à soupe d'extrait de vanille
½ tasse de noix cassées

- Dans un bol, bien mélanger le beurre et la farine, en la tamisant, jusqu'à que cela soit homogène.
- Ajouter l'œuf, l'eau et la banane écrasée. Bien mélanger.
- Ajouter le sucre, le sel, la levure biologique et le bicarbonate.
- Verser l'extrait de vanille et les noix cassées et mélanger le tout.
- Laisser la pâte reposer pendant 40 min.
- Verser la pâte dans un moule à pain beurré. Mettre au four préchauffé à 175 degrés. Laisser cuire pendant 40 min environ, jusqu'à que le pain soit doré.

Pain d'épices à la courge

Temps de préparation : 30 minutes
Temps de repos : aucun
Temps de cuisson : 30 minutes environ
Recette pour 8 personnes

250 g de courge
250 g de gelée de baies d'églantier
25 cl de lait entier
50 g de farine de blé
200 g de fécule de riz
1 cuil. à café de sel
2 œufs
1 paquet de levure chimique
1 cuil. à café de curry
1 cuil. à café de cacao
1 cuil. à café de clous de girofle
1 bâton de cannelle
1 pincée de piment de Cayenne
200 g d'amandes en poudre
1 cuil. à café de bicarbonate de soude

- Fondre la gelée de baies d'églantier dans le lait. Dans un autre bol, mélanger la farine, la fécule de riz, le sel et la courge coupée en dés.
- Ajouter les œufs et la levure chimique. Bien mélanger.
- A l'aide d'un pilon, écraser les clous de girofle et le bâton de cannelle.
- Verser leur poudre dans le bol avec le curry et le cacao.
- Ajouter ensuite la gelée de baies d'églantier diluée dans le lait, le bicarbonate de soude et les amandes en poudre.
- Verser la pâte dans un moule à cake. Mettre au four préchauffé à 180 degrés. Laisser cuire pendant environ 30 min. Attendre quelques minutes avant de démouler.

Les délices salés

Soupe de tomates

Temps de préparation : 30 minutes
Temps de repos : aucun
Temps de cuisson : 40 minutes environ
Recette pour 4 personnes

500 g de tomates
1 tasse de sauce de légumes, viande ou poulet (cela peut également être remplacé par la même quantité d'eau)
½ cuil. à soupe de miel
Oignons hachés à volonté
Sel, poivre à volonté
1 cuil. à café de bicarbonate
½ litre de lait chaud
1 ½ cuil. de maïzena
½ cuil. de soupe de beurre
Ciboulette et crème fraîche (facultatif)

- Cuisiner les tomates entières dans la sauce de légumes, de viande ou de poulet, avec le miel, le sel, le poivre et les oignons, jusqu'à ce que les tomates soient bien molles. Passer le tout dans un tamis fin.
- Ajouter le beurre et le bicarbonate de soude. Mélanger.
- Pour arriver à une consistance de crème, ajouter la maïzena déjà dissoute dans un peu de lait froid et laisser bouillir à feu doux pendant environ 20 minutes.
- Au moment de servir, ajouter dans les assiettes un peu de crème fraîche et de ciboulettes coupées très fin.

Une observation intéressante : dans cette recette, le rôle du bicarbonate de soude est d'atténuer le goût acide des tomates ! Alors, n'hésitez pas à ajouter une pincée de bicarbonate de soude à votre recette habituelle de sauce tomates. Elle sera encore meilleure !

Falafel égyptien à la manière de Sarah

Temps de préparation : 40 minutes
Temps de repos : 8 heures environ
Temps de cuisson : 5 minutes environ
Recette pour 5 personnes

500 g de fèves écrasées
Ciboulette
persil
Coriandre
Ail
Oignons
1 piment
Sel et poivre
1 cuil. à soupe de bicarbonate
Huile pour friture

- Dans une casserole, faire bouillir une quantité suffisante d'eau pour y faire tremper les fèves. Une fois que l'eau bout, couper le feu et laisser l'eau tiédir. Ajouter ensuite le bicarbonate de soude. Tremper les fèves dans cette solution et les laisser reposer pendant une nuit.
- Le lendemain, égoutter les fèves et ajouter les ingrédients restants. La quantité d'herbes à mettre varie selon les goûts de chacun.
- Mixer les ingrédients jusqu'à obtenir une pâte homogène. Façonner les boulettes de falafe de cette façon l : prélever un peu de pâte et la rouler en boulette ; aplatir les boulettes doucement avec les mains.
- Chauffer l'huile dans une casserole, jusqu'à quelle soit bien chaude. Mettre les boulettes de falafel à frire.

... Astuce...

Le bicarbonate de soude et les fèves, les haricots et les lentilles.

La recette de falafel n'est pas la seule qui combine l'usage du bicarbonate et des fèves. En effet, le bicarbonate se marie bien à tous les légumes secs, comme les fèves, les haricots, les lentilles, les petits pois, etc. L'emploi du bicarbonate a deux finalités principales : la première est d'accélérer la cuisson des légumineuses qui deviennent ainsi plus moelleuses ; la deuxième est de diminuer l'effet « gaz » provoqué par ces aliments. Une petite pincée de bicarbonate peut faire la différence ! Votre recette traditionnelle devient plus digeste et plus savoureuse grâce à ce petit secret.

Les carottes à la Vichy

Temps de préparation : 15 minutes
Temps de repos : aucun
Temps de cuisson : 45 minutes environ
Recette pour 4 personnes

1 botte de carottes
1 cuil. à soupe de beurre
1 cuil. à café de sucre
3 gousses d'ail
1 cuil. à café de bicarbonate
Persil
Sel et poivre

- Couper les carottes en petites rondelles.
- Mettez les carottes dans une casserole. Verser de l'eau jusqu'à ce qu'elles soient couvertes.
- Ajouter le sucre, le bicarbonate de soude, l'ail entier et le beurre. Saler et poivrer.
- Faire cuire tout à feux doux, en remuant de temps en temps.

Avant de servir, ajouter le persil découpé en petits morceaux.
Le temps de cuisson est variable. Les carottes seront prêtes quand le jus formé par le beurre et l'eau sera réduit comme une crème.
Cette recette est belge ! En Belgique, le bicarbonate de soude est appelé « Sel de Vichy ».

Fondue aux fromages et aux cèpes

Temps de préparation : 30 minutes
Temps de repos : aucun
Temps de cuisson : 10 minutes environ
Recette pour 4 personnes

300 g de Comté
300 g de Beaufort
300 g d'Emmental
50 cl de vin blanc doux (Alsace)
200 à 300 g de cèpes frais
1 cuil. à soupe de Kirsch
1 cuil. à café de Maïzena
1 cuil. à café de bicarbonate
1 gousse d'ail

- Frotter le fond de la casserole à fondue avec l'ail.
- Mettre le fromage découpé en petits morceaux dans la casserole et l'arroser avec le vin.
- Faire fondre le fromage doucement sur le feu de la gazinière, en remuant constamment afin qu'il ne colle pas au fond de la casserole.
- Ajouter les champignons déjà coupés en petits morceaux une fois que le fromage est fondu et homogène.
- Verser le kirsch.
- Ajouter la maïzena et le bicarbonate de soude. Bien remuer, sinon le tout risque de mousser à cause du bicarbonate de soude. Attendre que les derniers ingrédients soient bien dissous dans la fondue pour servir.

Le rôle du bicarbonate de soude dans cette recette est de rendre la fondue au fromage plus légère et digeste ! A essayer à tout prix !

D'autres recettes créatives et super pratiques

Capucino instantané fait-maison

Temps de préparation : 10 minutes
Temps de repos : aucun
Temps de cuisson : aucun
Recette pour 5 personnes

4 cuil. à soupe de sucre	*1 tasse de lait en poudre*
4 cuil. à café de café soluble	*1 cuil. à café de bicarbonate*

Mixer tous les ingrédients.
Garder dans un pot en verre bien fermé.

Voilà une recette simple qui remplace le capucino instantané que nous trouvons dans les supermarchés ! Pour prendre un capucino fait maison, versez dans une tasse à café d'eau bouillante, 1 cuillerée à dessert du mélange préparé ; pour une tasse à thé, versez 2 cuillerées à dessert. Le mélange du capucino instantané fait maison se conserve environ 6 mois, dans un pot bien fermé.

Farine à la levure chimique

Temps de préparation : 10 minutes
Temps de repos : aucun
Temps de cuisson : aucun

3 ½ tasses de farine de blé	*1 ¾ cuil. de sel*
1 ¾ cuil. de levure chimique	*1 ¾ cuil. de bicarbonate*

Mélanger tous les ingrédients.

Levure chimique faite maison

Temps de préparation : 5 minutes
Temps de repos : aucun
Temps de cuisson : aucun

Bicarbonate de soude
Acide : lait aigre, vinaigre ou jus de citron, crème de tartre
Sel (avec crème de tartre)
Lait (avec du vinaigre ou du jus de citron)

- Mélanger les ingrédients selon la proportion suivante :
  ½ cuillerée à café de bicarbonate de soude pour 1 tasse à thé de lait aigre.
- ½ cuillerée à café de bicarbonate de soude pour 1 cuillerée à café de vinaigre ou de jus de citron et 1 tasse à thé de lait.
- 1 cuillerée à café de bicarbonate de soude pour 2 cuillerées à café de crème de tartre et ½ cuillerée à café de sel.

Attention : cette recette est vraiment très pratique surtout pour ceux qui n'ont pas l'habitude d'inclure la levure chimique dans leur liste de courses... Si c'est votre cas, vous ne risquez plus de rater vos recettes par manque de levure ! Une seule chose : il ne faut pas garder la levure chimique faite-maison trop longtemps. Dans le cas de levures chimiques industrielles, d'autres ingrédients empêchent la réaction immédiate de libération du gaz. Pour cette raison, elles durent plus longtemps. Ce n'est pas le cas ici.

... Astuce ...

Les secrets du bicarbonate de soude pour réussir vos recettes :

Une omelette plus moelleuse ?

Ajouter ½ cuillerée à café de bicarbonate de soude pour 3 œufs. L'omelette va devenir plus airée, légère et encore plus délicieuse !

Purée de patates légères

Une pincée de bicarbonate de soude à la cuisson de la purée pour qu'elle devienne moelleuse et légère.

Blanc en neige plus mousseux :

Une pincée de bicarbonate de soude versé sur les blancs d'œuf aide à monter plus vite les blancs en neige qui seront encore plus mousseux.

Pour un steak plus tendre :

Frotter le steak avec du bicarbonate de soude et le laisser reposer pendant quelques heures. Rincer avant de le cuire.

Enlever le goût trop prononcé du poisson :

Une recette à base de poisson peut être gâchée par un arrière-goût très fort de poisson ! Pour éviter cela, frotter le poisson cru avec le bicarbonate de soude et le laisser reposer pendant une demi-heure. Laver et préparer le poisson.

Côtelettes de porc super croustillantes :

Frotter la graisse qui entoure les côtelettes avec du bicarbonate avant de les préparer et voilà !

Volaille tendre :

Frotter l'intérieur de la volaille avec du bicarbonate de soude et laisser au réfrigérateur pendant une nuit avant de la préparer.

Liste de sites Internet où trouver du bicarbonate

- http://boutique.consoglobe.com/
- http://www.eco-sapiens.com/
- http://www.toutallantvert.com/
- http://www.eluoecolo.com/
- http://www.maison-ecolo.com/
- http://www.maison-au-naturel.com/
- http://www.marche-equitable.com/

Bibliographie

- **LANSKY Vicki**, *Baking Soda - over 500 fabulous, fun and frugal uses you've propably never thought of The Leader Co.*, Inc., 1995.
- **Krcmar Martina**, *Le bicarbonate : saveurs et vertus*, Grancher, 2007
- **Raffa**, *Le grand ménage - mes recettes pour une maison propre naturellement.* Livre électronique téléchargeable sur le blog de Raffa : http://raffa.grandmenage.info/
- **Groupe Solvay**, « *Le bicarbonate Solvay : mille utilisations pour mille occasions* ». Brochure en ligne : http://www.solvaybicar.com/docroot/sodium_bicarbonate/static_files/attachments/brochure_bicarbonate_grand_public_fr_161006.pdf
- **Greenpeace**, « *Mettons les toxiques hors la loi - pour que les citoyens d'Europe vivent dans un environnement plus sain, débarrassés de substances toxiques.* ». Brochure en ligne : http://www.greenpeace.org/raw/content/france/presse/dossiers-documents/tox-hors-la-loi.pdf
- **Le site du fabricant américain de bicarbonate, Arm & Hammer** : http://www.armhammer.com/myhome/
- **Le site de la Société Française de Chimie :** http://www.sfc.fr/
- **Le site de la WSPPN - Western Sustainability and Pollution Prevention Network** : http://www.wrppn.org/